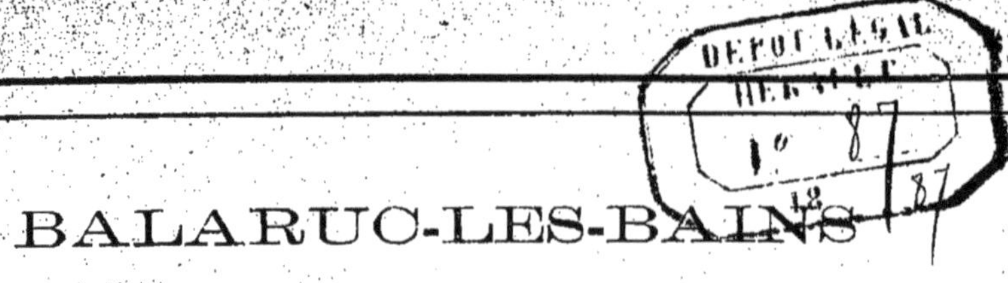

BALARUC-LES-BAINS

DE SES

BOUES MINÉRALES

PAR

Le Dr Adrien PLANCHE

Médecin-Inspecteur et Médecin de l'hôpital Civil et Militaire de la Station. — Plusieurs fois Lauréat de l'Académie nationale de Médecine. — Membre de l'Académie des Sciences et Lettres de Montpellier. — Membre correspondant de la Société d'Hydrologie médicale; de la Société Française d'Hygiène de Paris; de la Société des Sciences, Lettres et Arts de l'Aveyron. — Ancien Interne des Hôpitaux de Lyon. — Chevalier de l'ordre Royal d'Isabelle la Catholique.

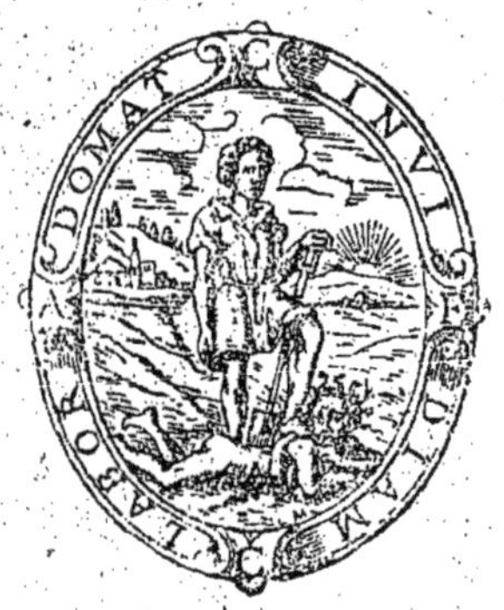

MONTPELLIER
CAMILLE COULET, Libraire-Éditeur
LIBRAIRE DE LA BIBLIOTHÈQUE UNIVERSITAIRE, DE L'ÉCOLE D'AGRICULTURE ET DE L'ACADÉMIE DES SCIENCES ET LETTRES,
GRAND'RUE, 5.

PARIS
A. DELAHAYE & E. LECROSNIER, Libraires-Éditeurs
Place de l'École-de-Médecine.

1887

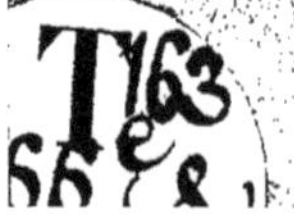

BALARUC-LES-BAINS

DE SES

BOUES MINÉRALES

OUVRAGES DU MÊME AUTEUR.

1. **Des affections sécrétantes du Cuir chevelu chez les enfants.** (Thèse inaugurale, 18 décembre 1865.)......................

2. **Exposer et apprécier l'état actuel de la Science sur la nature et le traitement des maladies Syphilitiques** (1869). In-8° de 152 pag.. 2 fr. 50

3. **Apprécier l'influence des Travaux modernes sur la connaissance de la Fièvre. — Exposer les applications thérapeutiques qui en découlent** (1872). In-8° de 68 pag.... 2 fr.

4. **Études sur les Eaux minérales de Sylvanès** (1875). — Ouvrage honoré d'une médaille de bronze par l'Académie nationale de Médecine. In-8° de 238 pag............................. 2 fr.

5. **La Scrofule à Balaruc-les-Bains** (1879). In-8° de 68 pag. 1 fr. 50

6. **Balaruc-les-Bains, au point de vue de ses indications thérapeutiques** (1881) **2e édition**. — Ouvrage honoré d'une médaille d'argent par l'Académie nationale de Médecine. — In-8° de 236 pag.. 2 fr. 50

7. **Études sur Balaruc** (1886). — Extrait des *Mémoires* de l'Académie des Sciences et Lettres de Montpellier. — In-8° de 46 pag.

Montpellier. — Typogr. BOEHM et FILS.

BALARUC-LES-BAINS

DE SES

BOUES MINÉRALES

PAR

Le Dr Adrien PLANCHE

Médecin-Inspecteur et Médecin de l'hôpital Civil et Militaire de la Station.— Plusieurs fois Lauréat de l'Académie nationale de Médecine. — Membre de l'Académie des Sciences et Lettres de Montpellier. — Membre correspondant de la Société d'Hydrologie médicale; de la Société Française d'Hygiène de Paris; de la Société des Sciences, Lettres et Arts de l'Aveyron. — Ancien Interne des Hôpitaux de Lyon. — Chevalier de l'ordre Royal d'Isabelle la Catholique.

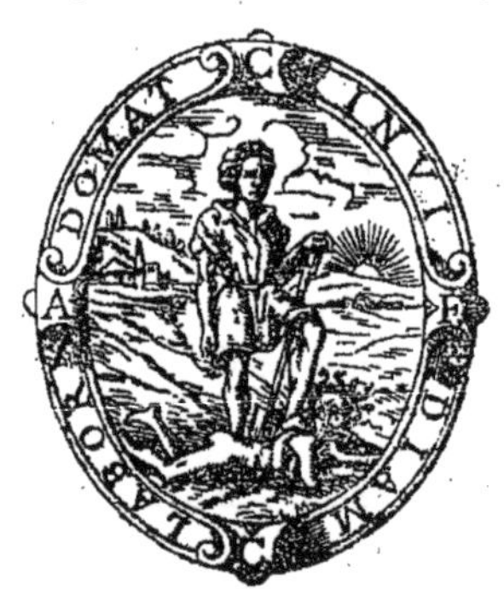

MONTPELLIER
CAMILLE COULET, Libraire-Éditeur
LIBRAIRE DE LA BIBLIOTHÈQUE UNIVERSITAIRE, DE L'ÉCOLE D'AGRICULTURE ET DE L'ACADÉMIE DES SCIENCES ET LETTRES,
GRAND'RUE, 5.

PARIS
A. DELAHAYE & E. LECROSNIER, Libraires-Éditeurs
Place de l'École-de-Médecine.
1887

BALARUC-LES-BAINS

DE SES

BOUES MINÉRALES

CHAPITRE PREMIER.

DE LEUR ORIGINE. — DE LEURS CARACTÈRES PHYSIQUES ET CHIMIQUES. — DE LEUR MODE D'EMPLOI.

A Balaruc, le traitement ne consiste pas seulement dans l'usage méthodique de l'eau thermale en boisson, en bains généraux, en douches locales ou générales. Il est un autre moyen balnéothérapique employé dans cette station depuis déjà bien longtemps, mais qui a pris, de nos jours, une très grande extension, quoi qu'en disent certains auteurs modernes. Je veux parler de l'application des boues minérales. Les effets de ce moyen balnéothérapique sont tellement apparents aux yeux de tout le monde, tellement appréciés du Corps médical de la région, qu'ils ne cessent d'attirer mon attention depuis onze ans que je l'emploie à Balaruc, soit dans l'hôpital, dont le service médical m'est confié comme médecin inspecteur de la station, soit dans l'établissement thermal, et de provoquer mon étonnement par les heureux résultats si souvent obtenus.

Que d'affections à marche lente dont la guérison, problématique souvent, n'est obtenue qu'au prix d'un traitement plus ou moins long, plus ou moins varié et énergique, n'ont-elles pas trouvé un soulagement et même une guérison rapide après une ou deux saisons balnéaires !

Que d'engorgements glandulaires, péri-articulaires ou autres de nature rhumatismale et scrofuleuse qui ont résisté quelquefois un temps indéfini à des médications très bien appropriées et qui ont guéri par des applications journalières de ce moyen vraiment héroïque ! Que de névralgies, de sciatiques, quelquefois si rebelles, ont disparu sous leur influence !

A Balaruc, les boues minérales ne sont pas le produit d'un dépôt des eaux thermales dans leur bassin de captage ; ces eaux sont au contraire très limpides à leur griffon. — Leur limpidité n'est troublée que par leur séjour trop prolongé dans des réservoirs à l'air libre, où elles sont emmagasinées pour être enfin refroidies et diminuer d'autant la température de l'eau destinée à l'usage balnéaire. Ce changement d'état tient à des causes d'une autre nature [1]. — Ces boues consistent donc dans des terres rapportées et plongées constamment dans des réservoirs souterrains et toujours en contact avec l'eau thermale à son point d'émergence.

[1] Sous l'influence du repos prolongé de l'eau minérale dans ces bassins à l'air libre, les bicarbonates alcalins se dédoublent ; il y a un dégagement d'acide carbonique ; il se forme alors des carbonates de chaux et de magnésie insolubles plus légers que l'eau, qui viennent nager à sa surface.

Tous les ans, quand la saison balnéaire est terminée, vers la fin du mois d'octobre, je fais creuser dans le canal de fuite du trop-plein de la source, dans les terrains marécageux qui l'entourent et dans l'étang lui-même, je fais extraire une très grande quantité de ces terres, qui sont depuis longtemps en contact, non seulement avec l'eau minérale qui va se déverser dans l'étang, mais encore imbibées par l'eau de l'étang lui-même.

Je les purge de toute impureté en les faisant passer au crible, après les avoir laissées se sécher au soleil. Je les immerge dans de vastes bassins à travers lesquels toute l'eau thermale est obligée de circuler pour aller de son point d'émergence à l'étang, et cela pendant toute l'année. Nul doute qu'en traversant cette grande quantité de terre l'eau minérale n'y dépose une grande quantité de sels qui entrent dans sa composition. Le débit de la source est au moins de 450,000 litres dans les vingt-quatre heures; on voit de suite dans quelle proportion les sels minéralisateurs doivent se trouver dans cette boue, vrai limon minéral.

On n'a jamais fait l'analyse de ces boues minérales ; on a toujours supposé qu'elles contiennent en plus ou moins grande quantité, selon la longueur du temps de leur immersion, tous ou presque tous les sels reconnus par l'analyse dans l'eau thermale, et on les a toujours regardées comme de l'eau concentrée.

Quelque probable que soit cette opinion, je me propose de combler cette lacune, en m'entourant, bien entendu, des lumières d'hommes plus compétents que moi en pareille matière. Mais, je le répète, y a-t-il témérité de ma part à supposer que l'on doit trouver en plus ou moins grande quantité tous les sels contenus dans l'eau thermale et ceux que l'analyse a fait connaître dans la composition de l'eau de l'étang de Thau, qui est en communication directe et constante avec la mer?

A côté des chlorures de sodium, de lithium, de cuivre, de magnésium, que nous trouvons dans l'eau de Balaruc, nous devons trouver les bromures, les iodures que l'analyse nous décèle dans l'eau de mer. De cette opinion, qui a pour elle toutes les apparences de la vérité, on peut conclure de l'énergie de ces boues, que l'on peut regarder comme le produit de la concentration des sels contenus dans ces deux espèces d'eau minérale s'aidant et se fortifiant réciproquement.

La Clinique, du reste, vient confirmer cette hypothèse, car tous les jours il est facile de voir que les actions physiologique et thérapeutique des boues minérales sont bien plus énergiques que celles de l'eau thermale prise en bains ou en douches et que celles de l'eau de mer. Combien sont nombreux en effet les malades qui voient leurs manifestations scrofuleuses disparaître rapidement après leur application, alors qu'elles ont résisté avec une opiniâtreté désespérante à plusieurs saisons passées auprès de la mer!

La consistance des boues minérales de Balaruc est demi-liquide ; elles constituent une pâte molle, très douce au toucher, légèrement onctueuse et pouvant très facilement se mouler sur toutes les parties du corps; elle est grasse et ressemble à de l'argile fortement détrempée. Leur couleur est bleuâtre, noirâtre. Leur odeur rappelle quelquefois celle du soufre, ce qui a fait supposer que l'eau de Balaruc est sulfureuse. Il n'en est rien : l'eau minérale contient des sulfates de chaux, de magnésie, et, quelque soin que l'on apporte à purger ces boues, il peut rester dans leur masse quelques détritus de matière organique qui au contact des sulfates décomposent et transforment ceux-ci en sulfures : d'où le dégagement d'hydrogène sulfuré. Le contact des boues avec la peau recouverte de sueur peut produire le même résultat.

Leur température est celle de la source à peu de chose près, puisqu'elles restent toujours immergées dans l'eau thermale, et cela à quelques mètres plus bas que la source, et enfermées dans des bassins couverts dans lesquels l'eau thermale ne cesse de circuler en sortant du griffon pour se jeter dans l'étang — elle est de 47°,8.

Quand je veux faire une application de boue, voici comment je m'y prends. Dans des cabinets spécialement réservés à cet usage, on met à côté d'une baignoire un véritable lit de camp, sur lequel il y a un matelas en varech, recouvert d'un grand drap en toile grossière. Le malade est couché sur ce matelas, complètement dépouillé de ses vêtements. Je fais recouvrir la partie atteinte d'une très forte couche de boue pour s'opposer à son refroidissement rapide ; puis, ramenant par-dessus tout le linge qui recouvre le matelas, le malade est ainsi emmailloté. Pour conserver à la boue sa chaleur et empêcher toute cause de refroidissement, je fais recouvrir le patient, ainsi emmailloté, d'un linge supplémentaire ou même d'une couverture de laine, suivant la température ambiante. Le plus souvent cette dernière précaution est rendue inutile par la température élevée du cabinet de bain, surtout si l'on veut se rappeler que ce traitement est en général suivi pendant les chaleurs de l'été, qu'il est surtout dirigé contre les manifestations scrofuleuses et rhumatismales. Si, malgré ces précautions, la boue vient à se refroidir, un baigneur la réchauffe en versant lentement sur toute la surface du corps recouverte et de la boue et du linge un peu d'eau thermale puisée dans la source elle-même, par conséquent à sa température native. Quelquefois, pour augmenter encore l'énergie de ce moyen balnéothérapique, j'ajoute à la boue minérale une plus ou moins grande quantité d'eau mère provenant des salins environnants, et c'est ainsi que dans certains cas j'obtiens des résultats vraiment inespérés.

Quand l'application des boues ne doit se faire que sur une partie limitée du corps, telle qu'un bras, un pied, ou bien le cou, pour y combattre un engorgement glandulaire, le malade, dans le premier cas, est assis devant une table sur laquelle le bras, allongé sur un coussin, est recouvert de boue et emmailloté de la même manière ; dans le deuxième, la boue est appliquée comme un pédiluve dont l'eau est remplacée par de la boue ; dans le troisième, enfin, la boue est maintenue autour du cou au moyen d'un linge plié en cravate. Ces divers moyens, comme on le voit, dispensent le malade de se déshabiller complètement.

La durée d'une application de boue varie ordinairement

de 30 à 45 minutes, comme pour un bain général. Il est bien entendu qu'il faut tenir compte de l'âge du sujet, de son tempérament plus ou moins excitable, du degré de chronicité de la maladie et des effets que l'on veut obtenir.

Après l'application des boues, le malade prend un bain général ou local avec de l'eau thermale pure ou additionnée d'eau mère, depuis 2 litres jusqu'à 5 et même 10 litres ; ou bien une douche, et dans ce cas le cabinet de boues se trouve en communication directe avec la salle de douches au moyen d'une porte spéciale.

Si ce traitement complexe de boue minérale suivie d'un bain ou d'une douche est trop fatigant ou trop énergique, le baigneur se contente alors de laver, au moyen d'une éponge trempée dans l'eau minérale à sa température native, la partie du corps qui en a été recouverte.

CHAPITRE II.

ACTION PHYSIOLOGIQUE DES BOUES.

Les boues minérales de Balaruc pouvant être considérées comme des eaux chlorurées sodiques fortement concentrées, on peut, comme pour celles-ci, dire que leurs actions physiologique et thérapeutique se confondent, la dernière pouvant même être regardée comme la conséquence de la première, dans certains cas. Leurs manifestations dépendent de leur température, de leur minéralisation, et la durée de leur application doit également jouer un certain rôle. Elles sont superficielles et profondes, et paraissent avoir pour siège les différents tissus, systèmes et organes sur lesquels elles sont appliquées.

Le premier effet immédiat sur la peau est un sentiment de vive chaleur accompagné d'une plus ou moins vive sensation de cuisson qui engage les malades à se gratter fortement, mais qui disparaît peu à peu par le fait de l'habitude. Cette sensation, quelquefois pénible dès le début, est en général accompagnée d'une vive exhalation sudorale. Quelques malades prétendent sentir un travail sous-cutané qu'ils comparent à l'écoulement d'un liquide plus ou moins chaud circulant dans les tissus superficiels recouverts par la boue. En même temps, la peau devient rouge, et ce degré de rubéfaction plus ou moins énergique s'accompagne d'une vive chaleur; tout annonce une accélération plus ou moins marquée de la circulation locale, et même on constate que les pulsations artérielles sont plus fréquentes s'il se trouve un vaisseau sanguin superficiellement situé dans la région sur laquelle on applique la boue. En un mot, nous trouvons au complet l'appareil symptomatique d'une fièvre locale plus ou moins accentuée.

Quelquefois, et c'est le cas le plus fréquent, le système nerveux de la région subit une influence plus ou moins manifeste ; les douleurs névralgiques chroniques qui ont résisté à un traitement plus ou moins long et rationnel augmentent d'intensité sous leur influence, mais la répétition de leur application finit par émousser cette hyperesthésie locale. Dans les cas de sciatique rebelle, il arrive souvent que les exacerbations douloureuses, apparaissant surtout pendant la nuit sous l'influence de la chaleur du lit, subissent un redoublement d'énergie qui persiste pendant quelques heures de la journée. Mais habituellement au bout de quelques jours ces symptômes douloureux diminuent progressivement par le fait de l'accoutumance. Cette action sur le système nerveux est tellement puissante que j'ai vu, dans certains cas de paralysie absolue d'une partie du corps, des douleurs survenir et prendre un degré d'acuité tel qu'elles arrachaient des cris aux malades ; mais ce retour à la sensibilité, quelque pénible qu'il fût, était vite oublié, car il annonçait celui de la motilité, qu'il précédait de très peu de temps. Ce fait s'est produit sous mes yeux, à plusieurs reprises, dans des cas de paraplégie complète *à frigore*.

Un fait dont il m'est bien difficile de donner l'explication est le suivant : Une ancienne douleur depuis longtemps disparue, une ancienne plaie, une ancienne incision faite à la peau, depuis longtemps cicatrisées, deviennent douloureuses pendant les premières applications des boues minérales — du reste, tous les phénomènes douloureux qui accompagnent les manifestations morbides quelconques pour lesquelles on applique ces boues sont en général augmentés dès le début du traitement.

Cette recrudescence de la douleur s'observe également dès le début du traitement par l'eau thermale de Balaruc prise en bains ou en douches ; mais alors cette action est bien moins énergique, quoiqu'elle existe dans la majorité des cas. Je me rappelle un hémiplégique à qui j'ordonnais des bains et des douches, et qui pendant chaque bain, surtout au début du traitement, ressentait de très vives démangeaisons au niveau d'une cicatrice d'un anthrax sur le bras, et dont l'incision remontait à trente ans environ ! L'action de la boue se fait également sentir sur le système osseux. C'est ainsi que beaucoup de malades accusent une sensation de rugination, de resserrement, de compression des surfaces articulaires les unes contre les autres. Il leur semble que les os sont resserrés dans un étau, qu'ils vont se briser ; mais, je le répète, la plupart comparent leurs sensations à celles qu'ils seraient censés éprouver si des chiens leur rongeaient les os.

C'est en général l'expression dont ils se servent dans la majorité des cas. Je me rappelle un fait, particulier entre tant d'autres, qui mérite, à mon avis, une mention spéciale, tellement était vive l'action profonde des boues sur le système osseux. Vous me permettrez de le mettre sous vos yeux, parce qu'il est le tableau de ce qui arrive bien souvent, quoique la douleur ait été peut-être exceptionnellement plus vive.

Un malade, domestique d'un riche propriétaire de Pignan (Hérault), vint à Balaruc, en 1880, pour s'y faire traiter d'un engorgement avec roideur tendineuse de l'articulation du genou droit, suite d'une violente contusion, et remontant à quelques mois seulement. J'employai les boues minérales suivies de bains ou de douches. Un quart d'heure environ après le début de l'application de la première boue, il me fit appeler en toute hâte, me disant qu'il souffrait des douleurs intolérables dans le genou ; il me semble, disait-il, qu'on me resserre le genou dans un étau, j'ai peur que mes os ne se brisent ; et en même temps il serrait un mouchoir entre les dents, présentant l'aspect d'un homme en proie à une violente douleur. Je dois ajouter qu'il était d'un tempérament nerveux excitable.

Je diminuai la durée de l'application le premier jour ; la même action se reproduisit pendant les deux ou trois jours suivants, en diminuant toutefois d'intensité en proportion de l'habitude. Je fus assez heureux, du reste, pour voir une amélioration très notable survenir très vite chez ce malade. A la fin du traitement, c'est-à-dire après vingt jours, il put marcher assez facilement, tandis qu'il ne le faisait qu'avec la plus grande difficulté et même en s'appuyant sur une forte canne à son arrivée auprès de nos thermes.

Cette sensation douloureuse ne se manifeste pas aussi énergiquement dans tous les cas. Les boues sont en effet employées tous les jours sur des hommes, des femmes, des enfants de tout âge ; tous ou presque tous accusent une sensation locale superficielle : styptique et astringente, due bien certainement à l'action directe de la boue sur la peau ; une autre plus profonde, plus ou moins forte, et qu'ils comparent en général à un rongement des os. Dans la plupart des cas, cette sensation ne dure que pendant leur application et, je le répète, va en diminuant au fur et à mesure de leur répétition.

Pour résumer l'action physiologique des boues, je puis dire que cette action s'exerce sur les systèmes nerveux, sanguin et même osseux de la région sur laquelle on les applique. Je puis dire également que cette action est la même que celle de l'eau thermale, mais autrement énergique. Peut-on l'attribuer seulement à leur température et à leur minéralisation ? Bien certainement la minéralisation des boues doit être plus riche que celle de l'eau thermale, puisqu'elle participe de celle de l'eau minérale et de celle de l'étang ; on paraît donc être en droit de supposer que cet accroissement d'énergie tient essentiellement à cette richesse de minéralisation.

En approfondissant cette question et en cherchant à me rendre un compte bien exact de cette action vraiment si merveilleuse, je me suis demandé bien souvent si l'on ne pouvait l'attribuer, en partie du moins, à une action électrique qui viendrait s'ajouter à celle des sels minéralisateurs ; et ne pourrait-on pas alors supposer que cet accroissement d'énergie est dû à la formation d'un courant qui se créerait pendant leur application? N'y a-t-il pas alors réunis tous les éléments d'une véritable pile électrique? Ne voyons-nous pas en effet, en contact des acides divers contenus dans la sueur qui recouvre la peau, des bases, des métaux de diverses espèces qui entrent dans la minéralisation de l'eau thermale imbibant les boues?

Si cette supposition était admise, ne pourrait-on pas dire, en se basant sur les récents travaux du Dr Lauret[1] et les nombreuses expériences qu'il a entreprises dans l'établissement électrothérapique du Dr Regimbeau, que ce courant favorise l'absorption des sels contenus dans la boue en même temps qu'il excite vivement les fonctions nutritives locales?

L'état de mes études sur cette intéressante question ne me permet pas aujourd'hui de répondre d'une manière catégorique. Mon intention est de les continuer, et je serai très heureux si je parviens à trouver une explication plausible à l'action si énergique de ce moyen balnéothérapique dans une foule de cas qui réclament leur emploi, par exemple dans la plupart des manifestations scrofuleuses.

[1] *De l'introduction des substances médicamenteuses à travers la peau saine par l'influence de l'électricité*; par le Dr Lauret, chef des travaux pratiques de Physique à la Faculté de Médecine. Montpellier, 1885.

CHAPITRE III.

ACTION THÉRAPEUTIQUE.

De l'étude que nous venons de faire de l'action physiologique des boues minérales, il est facile de conclure que leur application est en général suivie d'une très vive excitation, et qu'elle fait naître dans la région qui en est recouverte une suractivité vitale qui se traduit par une suractivité fonctionnelle très manifeste. Cette excitation, à un bien plus faible degré, il est vrai, n'est-elle pas le propre de la médication par les eaux minérales? N'oublions pas qu'il n'y a que les maladies chroniques qui soient tributaires de nos thermes, et que ces maladies, pour être guéries, doivent être ramenées pour ainsi dire à un certain degré d'acuité. Qu'arrive-t-il en effet quand on applique des boues sur une plaie atonique, de nature scrofuleuse, par exemple? Le malade accuse d'abord la sensation de cuisson et de démangeaison accompagnée d'un sentiment de chaleur plus ou moins prononcé. En même temps la coloration, de rose pâle, blafard, devient plus ou moins rouge; la sécrétion de pus aqueux et ressemblant à du petit-lait est remplacée par un pus blanc, épais, crémeux, plus abondant; et comme conclusion, cette plaie, qui paraissait stationnaire dans son évolution, se recouvre rapidement de bourgeons charnus; enfin la cicatrisation se fait d'une manière quelquefois très rapide. La marche chronique est remplacée par une allure plus aiguë : l'état subaigu s'est substitué à la marche torpide. Ne sont-ce pas là les mêmes phénomènes qui se produisent lorsqu'on a excité par le crayon de nitrate d'argent une surface dénudée, un ulcère à marche lente ?

Fait-on une application de boue minérale sur un ganglion engorgé, on s'aperçoit vite que cette atonie qui le maintenait dans un état stationnaire a fait place à une fièvre locale qui se manifeste par un peu de rougeur, de chaleur à la peau, et, ces phénomènes une fois modérés par la cessation pendant quelques jours du traitement local, la glande, de molle, de volumineuse, devient dure et plus petite. Il s'est produit à la suite de cette irritation légère un travail régressif profond, qui se termine par induration avec diminution de volume. J'en ai vu autour du cou, gros comme de petites noix, diminuer après une vingtaine de jours de traitement, devenir pas plus gros qu'un petit pois, qu'un noyau de cerise dur, et roulant sous le doigt explorateur.

Le même phénomène se produit dans le cas d'agglomération de plusieurs ganglions engorgés et réunis entre eux par du tissu conjonctif, au point de former une tumeur unie et globuleuse. Au bout de quelques jours, la tumeur devient bosselée et diminue de volume par la disparition progressive du tissu connectif, jusqu'à ne laisser que de tout petits ganglions isolés et indurés.

Dans les cas d'arthrite chronique de nature scrofuleuse ou survenue à la suite d'une localisation très prolongée du rhumatisme, avec engorgement articulaire ou péri-articulaire, alors que tout phénomène d'acuité a disparu pour faire place à une atonie profonde; dans tous les cas de tumeur blanche indolente avec ou sans suppuration, les boues minérales rendent de très grands services : elles ont une action parallèle à celle des pointes de feu ; elles réveillent la vitalité des tissus profonds ou superficiels, en suractivent les fonctions tellement que l'inflammation ne tarderait pas à venir compliquer l'état morbide si je n'avais la précaution de suspendre leur application dès que les malades ressentent quelques vives douleurs lancinantes, annonçant, non encore la suppuration suite de l'inflammation, mais bien le commencement de la fièvre locale.

Dans ces différents cas, le travail de régression, de résorption, est très accéléré, et la diminution de volume de l'engorgement en est la conséquence rapide. Il est bien entendu que l'action de la boue est nulle sur le gonflement osseux suite de l'inflammation qui a envahi les surfaces articulaires.

J'ai vu tout dernièrement deux cas de tumeur blanche, une du genou et l'autre de l'articulation tibio-tarsienne, pour lesquelles on proposait l'amputation des membres, être considérablement améliorées, et même l'une d'elles a été guérie après l'usage méthodique de ce moyen balnéothérapique, et cela après deux ou trois saisons passées auprès de nos thermes. Dans le premier cas, le membre sera sûrement conservé, l'arthrite est guérie avec ankylose à peu près complète ; la malade peut marcher facilement et longtemps sans claudication et peut continuer son service dans un hôpital comme fille de la Charité. L'autre est en voie de guérison, l'amélioration est notable : la suppuration est presque tarie, les trajets fistuleux péri-articulaires sont à peu près cicatrisés, le volume globuleux de l'articulation a bien diminué, le malade commence à pouvoir appuyer un peu le pied sur le sol sans trop souffrir et peut même lui imprimer quelques légers mouvements de flexion et d'extension. Je pourrais multiplier le nombre de ces exemples, tant est grande l'efficacité des eaux et des boues de Balaruc dans les cas de scrofule, quelle qu'en soit la manifestation.

Dans les cas d'hydarthrose et de fongosité articulaire, le malade accuse, dès le début du traitement, une douleur plus aiguë dans l'articulation, avec élévation de la température dans les parties environnantes ; les mouvements deviennent plus douloureux, plus difficiles, tellement que je suis bien souvent obligé d'interrompre leur application pendant un ou deux jours, pour ne pas m'exposer à exagérer ces symptômes d'excitation et outrepasser ainsi le but proposé. Au bout de quelques jours, je constate que l'épanchement intra-articulaire a considérablement diminué. Au genou, par exemple, en comprimant la rotule, celle-ci n'est plus refoulée sous le doigt par le liquide ; en même temps, elle est plus mobile, son glissement sur les surfaces articulaires est plus facile.

Les fongosités mollasses que l'on trouve en général sur la partie externe de l'extrémité supérieure de la jambe diminuent rapidement, de telle sorte que l'articulation, qui était globuleuse dès le début, devient plus saillante, la rotule proémine davantage et le genou reprend bientôt sa forme normale. Le liquide intra-articulaire et les fongosités ont subi un travail de régression tel que la marche est plus facile, plus solide, et l'empâtement œdémateux, qui se manifestait au niveau de l'articulation à la moindre fatigue, est plus long à reparaître ; cet heureux résultat accompagne toujours le retour de l'articulation à sa forme primitive. De tout ce qui précède, on voit que dans les cas d'engorgement l'action thérapeutique des boues consiste à réveiller, à suractiver la vitalité des organes, et la conséquence de cette action est une suractivité fonctionnelle par laquelle s'opère leur résolution.

Fait-on une application de boues sur une articulation dont les ligaments ont été distendus et même déchirés par de fréquentes entorses ou luxations, et qui par cela même ont perdu de leur solidité, de leur élasticité et se sont laissé infiltrer par de la sérosité : au bout de quelques jours, cette articulation devient un peu douloureuse, on constate toujours quelques phénomènes d'excitation locale ; mais en même temps, quand ceux-ci sont calmés par quelques jours de repos, le malade se sent plus solide. Les mouvements de flexion et d'extension sont plus faciles, moins douloureux, et, quoique l'articulation soit malade depuis déjà longtemps, il y a moins de raideur, l'empâtement œdémateux diminue de jour en jour.

Cet heureux résultat est encore dû à un travail de régression qui a suivi l'excitation que nous avons constatée dès le début du traitement.

Si au lieu d'une articulation c'est un faisceau musculaire qui a subi les atteintes prolongées du rhumatisme, on voit que, soit par la douleur provoquée par la contraction fibrillaire, soit par les complications vitales qu'a subies la fibre musculaire, les mouvements deviennent très limités, et l'immobilité du membre, qui en est la conséquence, entraîne après elle des lésions de texture quelquefois très graves, telles que la paralysie rhumatismale, l'atrophie musculaire. Dans ces deux cas, l'application des boues est en général suivie de bons résultats, et toujours, bien entendu, après l'apparition des phénomènes d'excitation suite de leurs premières applications.

Enfin, si l'affection rhumatismale a pour siège le système nerveux central, cette action des boues est vraiment remarquable. J'ai eu à traiter bien souvent des paraplégies *à frigore* caractérisées par la perte complète de la motilité et de la sensibilité des deux membres inférieurs, avec refroidissement complet et difficile à combattre, décoloration et flaccidité des tissus, commencement d'infiltration dans les parties les plus inférieures des membres. A ces symptômes de paralysie des muscles de la vie de relation se joignaient ceux de paralysie des muscles de la vie organique, tels que, incontinence complète d'urine, ou bien rétention absolue qui nécessitait le cathétérisme journalier, et une constipation opiniâtre qui n'était vaincue que par de fortes doses d'eau minérale en boisson, ou bien par un relâchement complet des sphincters. En un mot, il s'agissait la plupart du temps de paraplégie complète, absolue, de nature rhumatismale, survenue chez certains sujets à la suite de fréquentes expositions à la pluie, ou après s'être endormis sur le sol humide, le corps tout trempé de sueur, ou bien chez des ouvriers puisatiers, exposés continuellement à l'humidité. Dans la plupart de ces cas, j'ai obtenu de leur application des résultats vraiment merveilleux, je veux dire une guérison rapide et complète.

Sous leur influence, la circulation sanguine s'accélère dans les membres inférieurs, d'où le rétablissement de la chaleur ; les muscles, imprégnés d'une plus grande quantité de sang, voient leur vitalité augmenter, et le système nerveux ne reste pas étranger à cette résurrection générale; aussi le malade accuse-t-il de vives douleurs dans les membres, précédant le retour de la motilité. En un mot, il s'allume une fièvre localisée dans les membres paralysés, dont la conséquence est le retour *ad integrum* des divers organes.

Si la paraplégie est la conséquence d'un traumatisme quelconque, coup, chute sur le dos, etc., etc., les mêmes résultats ont été obtenus, bien entendu, lorsque le traumatisme n'avait pas encore amené une lésion organique de la moelle. Dans les cas de compression médullaire suite d'une déformation de la colonne vertébrale, dans le mal de Pott, j'ai vu à plusieurs reprises leur usage être suivi de guérisons souvent inespérées. Dans tous ces différents cas, le retour de la sensibilité, poussée dès le début jusqu'à la douleur et quelquefois très vive, annonçait le retour de la motilité.

Enfin, dans les cas d'ancienne fracture, d'ancienne plaie par arme à feu et qui ont nécessité pour leur guérison une immobilité plus ou moins prolongée, d'où comme conséquence l'atrophie musculaire, l'atonie de la région, les raideurs tendineuses quelquefois avec état contractural des muscles et quelquefois engorgement œdémateux, l'usage des boues me rend de très grands services.

Une des conséquences les plus fréquentes de tous les états morbides que nous venons de passer en revue, c'est l'atrophie musculaire. Contre cette complication, l'usage des boues est très souvent suivi d'excellents résultats, que l'atrophie soit la conséquence d'une lésion de texture suite directe elle-même de la maladie, ou qu'elle soit la conséquence de l'immobilité prolongée suite du traitement lui-même, pourvu qu'elle ne soit pas arrivée à un degré tel que la fibre musculaire ait complètement disparu pour ne laisser place qu'à du tissu adipeux.

Dans ce cas, les boues appliquées comme de véritables cataplasmes ont pour effet immédiat l'excitation de la circulation sanguine. La température de la région sur laquelle on les applique s'élève, et les différents organes voient affluer dans leur texture une plus grande quantité de sang. Leur vitalité est donc considérablement augmentée. Les mouvements de composition et de décomposition interstitiels sont plus complets et plus énergiques, grâce à l'action de ce moyen balnéothérapique sur les nerfs vasomoteurs des vaisseaux superficiels et aux nombreux arcs réflexes auxquels elle donne lieu. Bientôt de légers mouvements fibrillaires s'aperçoivent, qui deviennent peu à peu plus énergiques et plus complets ; en un mot, le mouvement devient plus appréciable et est en raison directe du volume qu'acquiert le faisceau musculaire. Le mouvement, d'effet qu'il était d'abord, devient lui-même cause du retour complet de la fibre musculaire à son état normal.

OBSERVATIONS.

I.

Lymphatisme. — Adénite cervicale.

Lucien G..., âgé de 6 ans, vient de Montpellier à Balaruc, présentant tous les attributs du tempérament lymphatique. Il a toujours, depuis ses premières années, été soumis à un traitement tonique et dépuratif ; il a été porté tous les ans aux bains de mer. Vient à Balaruc en mai 1883 pour traiter un engorgement ganglionnaire très volumineux que l'on constate dans la région sous-maxillaire du côté droit. En même temps sa santé générale est très affaiblie, et on lui prescrit l'usage de l'eau de Balaruc de préférence aux bains de mer, qui chez lui manifestent leur action sur le système nerveux par un peu de fièvre, de l'excitation et de l'insomnie. — Je prescris : Boisson d'eau de Balaruc à dose altérante, c'est-à-dire un quart de verre d'eau tous les matins pris par cuillerées.

Application de boue minérale autour du cou, suivie de lotions avec de l'eau thermale additionnée d'un demi-litre d'eau mère. Au bout de quelques jours, je remplace les lotions par des bains entiers très tempérés, courts, deux ou trois par semaine. A son départ de Balaruc, après un séjour d'un mois environ, les ganglions engorgés ont considérablement diminué de volume, ils sont durs et roulent sous les doigts. La santé générale est parfaite.

II.

Scrofule. — Adénite cervicale.

Mlle A..., 14 ans, de Narbonne, a toujours présenté, dès sa plus tendre enfance, des manifestations diathésiques telles que ophtalmies, otorrhées. Je constate encore un léger suintement derrière les oreilles. Vient à Balaruc en mai 1883, et je constate au cou, du côté gauche, une tumeur très volumineuse constituée par plusieurs glandes engorgées et agglomérées, qui par sa grosseur dévie les traits de la face ; cette tumeur a résisté à toute espèce de frictions fondantes, résolutives. La santé générale est faible et les fonctions menstruelles ont de la difficulté à s'établir. —Je prescris : Boisson d'eau thermale à dose altérante, un quart de verre, un demi-verre tout au plus, pris par cuillerées le matin à jeun ; cataplasme de boue minérale autour du cou, suivi d'un bain tiède additionné de 2 à 4 litr. d'eau mère, alterné avec une douche générale en pomme d'arrosoir, et j'engage les parents à faire vivre cette malade en plein air toute la journée sur les bords de l'étang.

Après un mois de traitement, pendant lequel la malade s'est plusieurs fois reposée, la santé générale est bien meilleure, l'appétit est bon, les grandes fonctions normales. La tumeur du cou est devenue bosselée, moins volumineuse ; on constate bien facilement la présence de plusieurs ganglions engorgés réunis par du tissu conjonctif plus mou que les glandes, qui au contraire paraissent plus dures qu'avant le traitement.

Revient en septembre de la même année. La santé générale est excellente, toutes les manifestations diathésiques du côté des yeux et des oreilles ont disparu ; la tumeur est bien diminuée, et l'on ne perçoit la présence que de quelques petits ganglions durs et isolés. — Je prescris le même traitement, qui est suivi sans fatigue pendant vingt-cinq jours.

J'ai eu des nouvelles de cette malade pendant l'hiver qui a suivi cette seconde saison balnéaire : l'amélioration ne s'est pas démentie un seul instant : la santé générale est parfaite, les fonctions menstruelles se sont établies sans trop de difficultés ; il ne reste plus de la tumeur que quelques glandules dures et isolées dont on ne constate l'existence que par la palpation, tellement les traits du visage ont repris leur régularité parfaite.

III.

Adénite cervicale. — Glandes agglomérées.

M. L..., lieutenant d'artillerie, 31 ans, d'un tempérament lymphatique très accusé, vient à Balaruc en 1882, porteur d'une adénite cervicale très considérable. La tumeur est dure, mais en la palpant on ressent qu'elle est constituée par la réunion de plusieurs ganglions agglomérés par du tissu conjonctif ayant une apparence fongueuse. La tumeur a pris depuis quelque temps un développement si considérable qu'il ne peut boutonner sa tunique sans éprouver une forte gêne dans la respiration. La santé générale est assez bonne. — Je prescris l'eau minérale en boisson à dose tonique, un verre tous les matins à jeun, pris en plusieurs fois. Application de boue minérale autour du cou, suivie d'un bain entier ou d'une douche générale.

Ce traitement est suivi avec succès pendant vingt-cinq jours environ. La santé générale est parfaite, la tumeur a tellement diminué de volume que le malade, avant de partir, peut boutonner son uniforme. Il a du reste repris son service, et j'ai eu l'occasion de le revoir depuis lors : la tumeur a complètement disparu.

IV.

Scrofule à manifestations multiples. — Adénites. — Arthrites et plaies diathésiques.

Paul B..., âgé de 7 ans, d'un petit village de l'Aveyron, est arrivé à l'hôpital de Balaruc présentant tous les attributs du tempérament lymphatique et de la diathèse scrofuleuse. Engorgement ganglionnaire au cou très volumineux; en même temps les articulations métacarpo-phalangiennes des 2me et 3me doigts de la main gauche sont le siège d'une inflammation chronique avec rétraction tendineuse. Légère ulcération cutanée péri-articulaire indolente, laissant suinter un pus sanieux. Débilité générale: les membres sont grêles, le ventre n'est pas en proportion avec la taille de l'enfant. — Je prescris d'abord quelques bains tempérés de peu de durée. Boisson de quelques cuillerées à bouche d'eau minérale, et je recommande le séjour prolongé sur les bords de l'étang.

Au bout de quelques jours, l'appétit se développe, et l'enfant paraît être plus gai.—Je prescris alors une application de boue minérale tous les matins autour du cou et sur les articulations qui sont le siège d'inflammation chronique avec ulcérations cutanées. Sensation de cuisson qui me force à en restreindre la durée; je suis même obligé d'interposer un linge fin entre la boue et les plaies pour éviter leur contact immédiat. Pendant que l'état général s'améliore très sérieusement, les plaies prennent une coloration plus rouge et le pus devient épais, plus abondant. Après une vingtaine de jours de traitement, pendant lesquels j'ai intercalé quelques jours de repos, la cicatrisation est complète aux doigts, en même temps que l'engorgement ganglionnaire a considérablement diminué au cou. Cet enfant part de Balaruc dans un état très satisfaisant. Je l'ai revu l'année suivante à la même époque:

sa santé est parfaite, la rétraction tendineuse qui accompagnait les arthrites a cédé en même temps que l'affection articulaire ; les glandes du cou sont très petites, dures et roulent sous le doigt ; l'enfant a grandi, a pris de la force, il se développe.

V.

Plaies et trajets fistuleux suites d'abcès de nature scrofuleuse.

P..., homme de peine à Cette, 25 ans, vient à Balaruc le 15 mai 1883. Pendant son enfance, a présenté tous les attributs de la diathèse scrofuleuse : ophtalmies fréquentes, engorgement ganglionnaire au cou qui s'est terminé par suppuration, dont il conserve les traces indélébiles ; engorgement ganglionnaire sous l'aisselle gauche ; et en même temps je constate une plaie à couleur blafarde, laissant suinter un léger écoulement sanieux et fétide datant déjà de quelques mois. Autour de l'engorgement glandulaire, on trouve à la base un décollement de la peau ayant plusieurs ouvertures par lesquelles s'échappe le pus.

Du côté droit, il n'y a pas d'engorgement, mais on voit une plaie également blafarde, moins étendue en surface, mais plus profonde, ressemblant à un abcès ouvert depuis longtemps et laissant suinter aussi un pus clair, ressemblant à du petit-lait.

En introduisant le stylet dans ces diverses cavités et trajets fistuleux, soit à droite, soit à gauche, on voit qu'elles ne sont pas profondes, et que toutes ces lésions ne sont que la conséquence d'abcès scrofuleux.

L'état général est loin d'être satisfaisant, les grandes fonctions sont languissantes ; cet état morbide est du reste entretenu par les mauvaises conditions hygiéniques dans lesquelles vit ce malade.— Je prescris donc un traitement tonique d'abord et consistant dans l'usage de l'eau minérale en boisson à dose altérante : 1 verre en plusieurs fois le matin à jeun ; en même temps, j'ordonne un bain tempéré alterné avec une douche générale.

Au bout de quelques jours, je prescris application d'un cataplasme de boue minérale dans l'aisselle des deux côtés. Je continue l'usage du grand bain alterné avec la douche, et la boisson à la dose altérante.

A la quatrième application de boue minérale, la coloration des plaies est plus rouge, l'écoulement de pus est plus abondant; le malade se plaint d'un sentiment de chaleur et d'une douleur plus vive dans ces régions. Je constate les symptômes d'une fièvre locale.—Je suspends les applications de boue, ainsi que l'usage de la douche. Je continue les grands bains et la boisson.

Les phénomènes d'acuité ayant disparu après quatre ou cinq jours de repos relatif, je constate que les plaies sont moins grandes, les trajets fistuleux moins profonds, et je ne puis aussi bien faire pénétrer mon stylet, la cicatrisation de ces trajets fistuleux se faisant grâce à l'inflammation adhésive due à l'application de la boue et des injections d'eau minérale faites précédemment. — Je prescris encore trois applications de boue par semaine, suivies ou d'un bain ou d'une douche ; je continue la boisson.

Le malade part de Balaruc après un traitement de vingt jours, considérablement amélioré.

Il revient le 1er septembre de la même année : la cicatrisation est à peu près complète des deux côtés. Je traite l'état général par les bains et les douches générales alternés, et la boisson à dose altérante. Quand le malade quitte l'hôpital le 16 septembre, il est dans un état très satisfaisant.

VI.

Ostéite. — Arthrite coxo-fémorale. — Trajets fistuleux.

Mlle J..., 15 ans, de Béziers, vient à Balaruc dans le courant du mois de mai 1880. Cette jeune fille présente tous les attributs du tempérament lymphatique. Elle a eu pendant son enfance des engorgements ganglionnaires au cou, des croûtes dans les cheveux derrière les oreilles ; aussi a-t-elle été soumise pendant longtemps à l'usage de l'huile de foie de morue et des bains de mer. La menstruation n'est pas encore bien établie. Après une course faite à la campagne, à la suite d'exercices violents elle ressentit une vive douleur lancinante dans l'articulation de la hanche gauche, qui se faisait également sentir quelquefois dans le genou. Ces douleurs persistantes furent traitées par des frictions calmantes de toutes sortes, mais en vain. Quelques mois après, l'attention de la malade fut attirée par la présence d'une petite tumeur douloureuse à la pression et qui siégeait dans le pli de l'aine du même côté. Cet abcès finit par percer de lui-même.

L'écoulement du pus ne fut pas très considérable, mais la cicatrisation devint impossible, et il s'établit un trajet fistuleux profond, donnant constamment issue à du pus sanieux.

L'introduction du stylet prouva que l'on avait à traiter une carie osseuse entretenant cet écoulement. La malade fut traitée par l'immobilité et des fomentations calmantes d'abord ; plus tard, on employa la méthode dérivative: cautères superficiels, pointes de feu.

Quand la malade arriva à Balaruc en 1880, tout phénomène d'acuité avait complètement disparu ; l'ouverture du trajet fistuleux avait une coloration blafarde, le pus était séreux ;

le stylet pouvait être enfoncé sans occasionner de la douleur, et je ne constatais pas de nécrose osseuse. L'état général était peu satisfaisant, la maladie remontant à près de deux ans environ.

Débilité générale causée par l'immobilité, la douleur et l'écoulement persistant du pus ; à ma première visite, je constate que l'articulation de la hanche paraît plus volumineuse, il y a de l'empâtement. La malade peut appuyer le pied sur le sol sans souffrance, mais ne peut s'y tenir dessus ; par conséquent la marche est impossible. Les mouvements de la cuisse sur le bassin provoquent quelques douleurs sourdes et profondes. Je ne constate pas de luxation consécutive de l'articulation, ni de raccourcissement du membre, ni de déviation de la pointe du pied. Je constate donc les suites d'une coxalgie, sans complication de déplacement des surfaces articulaires. — Je prescris d'abord boisson à dose tonique et altérante, un demi-verre d'eau minérale pris tous les matins à jeun en plusieurs fois. Bain entier d'une durée progressive de vingt à quarante minutes. Une ou deux injections par jour d'un peu d'eau minérale dans le trajet fistuleux.

Après une dizaine de jours d'un pareil traitement, l'état général paraît s'amender : l'appétit est bon, les digestions sont faciles ; la vie semble réapparaître avec la gaieté. — Je continue le même traitement ; mais, voyant que les symptômes locaux persistent à suivre la marche chronique, je prescris deux ou trois applications de boue minérale sur tout le membre inférieur, en ayant bien soin d'en environner tout le bassin. Bain général après.

A la quatrième application, la malade se plaint d'un peu de douleur dans l'articulation ; du reste, l'écoulement du pus est plus abondant et celui-ci est plus lié ; je constate donc une légère excitation, ce qui m'engage à suspendre l'application des boues, en continuant le reste du traitement. Huit jours après, je prescris de nouveau ce dernier moyen balnéothérapique suivi d'un bain trois fois par semaine, et je continue la boisson.

Ce traitement est suivi pendant huit jours, après lesquels la malade part de Balaruc dans un état de santé générale très amélioré. Quant à la coxalgie, après les phénomènes d'excitation survenus à la suite de l'application des boues, le trajet fistuleux est moins profond, l'écoulement du pus est plus abondant, mais celui-ci est toujours plus lié ; l'articulation elle-même paraît moins volumineuse.

La malade revient en septembre de la même année. La santé générale est très bonne. Les phénomènes d'acuité survenus pendant le traitement de la dernière saison ont complètement disparu, grâce au repos de trois mois passés à la campagne. La malade peut se tenir debout en s'appuyant sur des béquilles — elle peut faire quelques pas sans ressentir de douleurs. Le trajet fistuleux est presque complètement cicatrisé. L'atrophie musculaire a disparu, il reste de la raideur et de la douleur dans les mouvements brusques d'abduction et d'adduction. — Je prescris : Bain tempéré alterné avec douche, boisson tonique pendant les huit premiers jours. Après cette période, j'ai recours à l'application des boues minérales trois fois la semaine, suivie d'un bain général, réservant la douche pour les jours où l'application des boues ne se fait pas. Je ne constate pas d'excitation trop vive à la suite de ce traitement, qui est ainsi suivi pendant vingt-deux jours. La santé générale est excellente.

J'ai revu la malade, qui est venue à Balaruc en mai 1881 pour confirmer sa guérison. Il n'y a plus de douleur, il y a encore un peu de raideur dans les mouvements, qui exigent la rotation complète de la tête du fémur de la cavité cotyloïde.

VII.

Engorgement péri-articulaire de nature diathésique.

M. L..., âgé de 18 ans, habite Lyon avec son père, qui est négociant dans cette ville. Il a présenté pendant son enfance les diverses manifestations de la diathèse strumeuse : engorgement ganglionnaire au cou, etc., etc. Depuis longtemps, douleur vive dans le genou gauche avec tuméfaction. Est resté longtemps en traitement.— Huile de foie de morue, tisane feuilles de noyer et sirop de Portal ; application de nombreuses pastilles de potasse autour de l'articulation, dont il présente encore les cicatrices. La marche est difficile à cause des douleurs qu'elle fait naître dans le genou gauche ; ces douleurs subissent l'influence du temps. Les fonctions générales s'exécutent bien cependant. Il vient à Balaruc dans le courant du mois de juillet 1876. Il présente bien tous les attributs du tempérament lymphatique et de la diathèse strumeuse ; il y a encore au cou, quand on cherche bien, quelques petites glandes engorgées qui roulent sous le doigt explorateur ; il se plaint encore quelquefois d'un léger suintement derrière les oreilles, mais c'est surtout pour le genou qu'il vient à Balaruc. Cette articulation est encore tuméfiée, mais elle n'est point chaude quand on la touche; on n'y constate aucun changement de coloration, elle n'est douloureuse que lorsqu'on veut lui imprimer des mouvements de flexion et d'extension. Il n'y a, en un mot, aucun symptôme d'acuité. Le membre est faible en général et la démarche est hésitante, précisément à cause des douleurs qu'elle fait naître quand le malade s'appuie sur le membre gauche. L'articulation paraît plus saillante, parce que le membre a subi un certain degré d'amaigrissement. Cependant, en prenant la mesure de la circonférence du genou des deux côtés, nous trouvons une augmentation de deux centimètres environ pour le côté malade, et une diminution d'un centimètre et demi dans le volume du mollet par rapport à celui du côté sain. Les muscles me paraissent également plus flasques. On constate un empâtement particulier très manifeste, il n'y a pas de liquide épanché dans l'articulation, ou du moins les pressions méthodiques exercées sur la rotule n'en donnent pas la sensation ; la seule que l'on perçoive, c'est celle d'un état fongueux des tissus circonvoisins.

Nous avons donc affaire ici à un engorgement péri-articulaire de nature diathésique.— Je prescris donc: Eau thermale de Balaruc à dose peu élevée, un ou deux verres par jour à prendre tous les matins à jeun, de dix en dix minutes, comme tonique reconstituant. En même temps, je fais appliquer tous les jours un cataplasme de boue minérale sur le genou et la jambe du côté gauche, et je fais suivre cette application d'une douche générale. Au bout de quelques jours, une réaction évidente apparaît: le genou est plus chaud, la coloration est plus rouge et les douleurs sont plus vives dans les mouvements d'extension. Je recommande au malade de ne pas marcher beaucoup. Je fais envelopper le genou dans de la flanelle pour l'isoler, le maintenir à l'abri du contact du vent du sud-ouest qui règne dans ce moment. Je ne soumets le malade à l'application de la boue que tous les deux jours, je la fais suivre d'un bain simple à température modérée ; les autres jours, je continue l'usage de la douche générale et la boisson. Les phénomènes de réaction sont ainsi maintenus dans de justes limites.

Après un mois de séjour et de traitement, le malade quitte l'établissement, et je constate une amélioration considérable dans sa démarche : il peut plus facilement appuyer le pied sans éprouver de vives douleurs; l'état fongueux des tissus péri-articulaires a disparu ; l'articulation du genou n'a plus cet aspect globuleux qu'elle avait dès le début du traitement;

la rotule est plus saillante, elle n'est plus comprise dans les parties engorgées, elle paraît plus mobile. La tuméfaction articulaire a diminué ; quoiqu'il y ait encore une légère différence entre les deux genoux, cette différence n'est pas d'un centimètre. Le volume du mollet du côté malade a augmenté d'une manière très sensible, la différence entre les deux côtés est peu considérable. Je dois dire que j'avais eu le soin de faire envelopper tout le membre inférieur dans un grand cataplasme de boue minérale, que l'on devait humecter avec l'eau de Balaruc additionnée d'eau mère.

J'ai revu ce jeune homme dans le courant du mois de juillet 1877: l'état général est parfait, et il ne paraît pas se ressentir du tout de l'affection qui l'avait fait venir à Balaruc l'année précédente. C'est par occasion qu'il y est revenu passer quelques jours. —Je lui ai prescrit comme traitement: Boisson de l'eau minérale, deux verres pris par quart de dix en dix minutes. Bain général alterné avec douche générale en pomme d'arrosoir. Il est resté à Balaruc une quinzaine de jours, et je puis le considérer comme complètement guéri.

VIII.

Scrofule. — Coxalgie.

Georges R..., âgé de 15 ans, d'une ville voisine. Tempérament lymphatique. Dans son enfance, ganglions engorgés, croûtes impétigineuses derrière les oreilles et dans les cheveux. Vient à Balaruc dans le courant de juillet 1876. Il y a deux ans, douleurs vives et lancinantes dans la hanche droite qui sont prises pour des douleurs de rhumatisme et contre lesquelles on emploie des frictions de toute sorte et des bains de vapeur. A la suite de ce traitement, recrudescence des douleurs, qui se manifestent dans le genou correspondant. La marche devient pénible, douloureuse. On diagnostique une coxalgie, et le malade reste pendant onze mois dans une gouttière de Bonnet. — Application de nombreuses pastilles de potasse autour de l'articulation.

A ma première visite, je constate que les symptômes d'acuité ont disparu. Les douleurs ne sont réveillées que lorsque le malade essaye de faire quelques pas; il ne peut marcher du reste qu'à l'aide de deux béquilles. Le membre inférieur droit a subi un raccourcissement peu prononcé, le pli de la fesse correspondant est du reste relevé, la flexion de la cuisse sur le bassin est un peu douloureuse, quoique bien incomplète; si on essaye de l'augmenter, on fait naître des douleurs sourdes, profondes, dans l'articulation de la hanche, ayant un certain retentissement dans le genou correspondant. Le membre est dans l'adduction et la rotation en dedans. Quand le malade est debout, soutenu par une béquille, il ne peut écarter les deux cuisses, et si, étant allongé, on lui conseille d'exécuter ce mouvement, on voit que, si l'écart est assez considérable, il se fait surtout par l'exagération de l'écartement du membre sain. Je ne constate pas la présence d'une hydarthrose coxo-fémorale, car il n'y a pas cette tuméfaction relativement énorme de l'articulation; mais je constate de l'empâtement péri-articulaire, ce qui indique un état fongueux des parties profondes.

Je constate encore autour de l'articulation quelques petits trajets fistuleux qui laissent écouler un peu de sérosité. Le stylet introduit à travers ces trois petits trajets fistuleux ne pénètre pas profondément; il y a eu abcès, mais abcès péri-articulaire dont les parois ne se sont point recollées complètement. L'état général du malade est assez satisfaisant. — Je prescris: Boisson d'eau minérale, de un à deux verres par quart de verre pris de dix en dix minutes; bains généraux additionnés de trois à quatre litres d'eau mère, à une température modérée et d'une durée de trois quarts d'heure. Deux ou trois fois par jour, lotions et injections dans les trajets fistuleux avec de l'eau minérale tiède. Je conseille en outre à la mère de le faire vivre constamment au bord de l'étang en plein soleil, en plein air humide et salé, en le prémunissant, bien entendu, contre les causes de refroidissement.

Au bout de dix jours de traitement, il n'y a pas grand changement dans l'état du malade : il n'y a pas de réaction ; les douleurs ne sont pas réveillées, seul l'écoulement purulent par les trajets fistuleux est un peu plus considérable. Je veux faire des applications de boue minérale, mais ce moyen balnéothérapique paraît trop énergique, aux yeux de la mère ; elle me prie d'attendre une autre saison encore. — Je continue donc le même traitement, mais je parviens à pouvoir intercaler quelques douches générales en pomme d'arrosoir.

Le traitement est ainsi suivi pendant quarante jours ; j'ai le soin de faire reposer le malade tous les quatre ou cinq jours pendant vingt-quatre heures, étant prévenu de la longueur de son séjour auprès de nos eaux. A son départ, l'état général est excellent ; bon appétit, digestions faciles, pas de diarrhée. Les trajets fistuleux laissent sourdre une quantité de pus bien moins considérable. Les douleurs sont bien moins vives dans l'articulation de la hanche quand le malade veut imprimer des mouvements au membre droit.

Le malade revient en juillet 1877. L'état général est excellent, la santé est parfaite ; il ne se sert que d'une seule béquille. Les trajets fistuleux sont taris, l'empâtement péri-articulaire est moins considérable ; au toucher, plus de douleur. Le raccourcissement du membre inférieur droit a disparu, le pli de la fesse correspondante s'est abaissé, il est régulier ; le jeune malade ne boite plus en marchant avec l'aide d'une seule béquille. Le membre inférieur est raide, les mouvements de flexion de la cuisse sur le bassin et de la jambe sur la cuisse sont encore bornés et provoquent un peu de douleur. L'écartement entre les deux membres inférieurs n'est pas encore normal, mais il est incontestable que l'angle formé par ce mouvement est plus régulier. Le membre inférieur droit est encore dans l'adduction et la rotation en dedans, cependant moins que l'année dernière. La démarche enfin est plus facile et le malade se sent plus solide. — Je prescris le même traitement que l'année dernière pour les premiers jours ; je le modifie bientôt de la manière suivante : Tous les matins, je fais envelopper le membre inférieur droit et le bassin d'un immense cataplasme de boue minérale, que je laisse à demeure pendant trois quarts d'heure. Je fais humecter toutes les dix minutes environ avec de l'eau thermale à sa température native et additionnée d'eau mère.

Après ce bain de boue, j'ordonne un bain minéral à température modérée, ou une douche générale en pomme d'arrosoir, et je continue la boisson à dose altérante et tonique.

Le traitement est suivi pendant quarante-cinq jours, avec vingt-quatre heures de repos tous les cinq jours. Vers le milieu de la saison balnéaire, le malade peut faire quelques pas sans béquille, en ne s'appuyant seulement que sur une forte canne. Je l'engage à ne pas encore faire trop d'efforts et à se servir de la béquille tant qu'il sera en traitement.

A son départ, la santé générale est parfaite, il n'y a aucune trace de fatigue à la suite d'un si long et si pénible traitement. L'empâtement péri-articulaire a presque disparu, les trajets fistuleux sont cicatrisés. L'écartement entre les deux cuisses est plus considérable, il est plus régulier, demande moins d'effort pour être obtenu. En même temps, les douleurs qu'ils provoquaient ont encore bien sensiblement diminué, et il ne s'en plaint presque plus. La rotation du pied en dedans est moins prononcée.

Notre malade revient encore en juillet 1878. Cette fois-ci il ne se sert plus de béquilles depuis sept à huit mois, il tient à la main une simple canne, en cas d'accident ; il marche sans claudication. Le pied est droit et le membre inférieur n'est plus en rotation et en adduction forcées. L'écartement des deux membres inférieurs est encore plus considérable, n'est pas encore complet ; les mouvements de flexion de la cuisse sur le bassin et de la jambe sur la cuisse sont plus faciles, ils ne provoquent aucune douleur. Il peut se mettre à genoux et y rester pendant un moment sans trop de fatigue. L'empâtement péri-articulaire a presque disparu. Les trajets fistuleux sont cicatrisés. Le membre inférieur a repris son volume normal ; l'atrophie musculaire, suite de l'immobilité prolongée au début du traitement, et du défaut d'exercice plus tard, a complètement disparu, et si ce n'était un peu de difficulté dans le mouvement d'abduction tout serait guéri. — Je prescris néanmoins le même traitement que l'année dernière.

Vers le quinzième jour, le malade oublie sa canne, il n'en sent plus l'utilité. Il marche sans douleur, sans fatigue ; monte les escaliers sans être obligé de poser les deux pieds sur la même marche ; il exécute tous les mouvements sans peine ; il ne reste qu'un peu de raideur dans tout le membre.

Le malade part de Balaruc après quarante-cinq jours de traitement ou de séjour, dans un état presque complet de guérison. J'ai eu du reste de ses nouvelles, et j'ai appris que pendant l'hiver il a pu danser pour le mariage de sa sœur.

IX.

Rhumatisme musculaire et articulaire avec paralysie et atrophie.

M. L..., négociant à Saint-Étienne, fils et petit-fils de rhumatisants, souffre depuis longtemps de douleurs erratiques dans les deux membres supérieurs, surtout à l'épaule droite et dans les divers départements musculaires du bras droit. Il a été bien souvent envoyé aux stations des Pyrénées, à Luchon surtout. Il a toujours été soulagé par les bains et les douches sulfureuses. Il avait également usé des frictions de toutes sortes, avait éprouvé à leur suite un certain soulagement, mais il souffrait toujours plus ou moins de ses douleurs pendant la période froide et humide de l'hiver. Depuis quelque temps, il constatait que ses forces diminuaient dans le bras droit, où les douleurs paraissaient s'être localisées. Lorsqu'il voulait soulever un poids relativement peu considérable, il ne le faisait qu'avec difficulté et le moindre effort musculaire était accompagné d'un tremblement qui le forçait à déposer l'objet s'il ne voulait pas être obligé de le laisser choir sur le sol. Très inquiet de ce nouveau symptôme et s'apercevant que ce membre était devenu plus maigre que son congénère, il se rendit à Balaruc sur les indications d'un malade qui y était venu pour combattre une hémiplégie, et qui s'en était très bien trouvé. C'était dans le courant du mois de juin 1881. A son arrivée, il se plaint de douleurs vives dans les articulations de l'épaule et du coude du côté droit ; ces douleurs paraissent en même temps suivre la direction des faisceaux musculaires de l'avant-bras, surtout des fléchisseurs. Ceux-ci paraissent atrophiés, aussi le malade se plaint de la faiblesse qu'il éprouve quand il veut saisir les objets, qui lui échappent, du reste, des mains surtout lorsque le tremblement apparaît. La santé générale est parfaite ; il y a cependant quelques douleurs erratiques dans les divers départements musculaires des quatre membres. Les grandes articulations ne restent point étrangères à la scène pathologique ; aussi pendant l'hiver marche-t-il avec difficulté et est-il obligé de fuir l'influence de l'air froid et humide. Les localisations rhumatismales ne se manifestent d'une manière constante que dans les faisceaux musculaires de l'avant-bras droit, sur les muscles fléchisseurs, quoique l'articulation de l'épaule de ce côté soit douloureuse dans les grands mouvements. — Je prescris : Bain général à 36° C., alterné avec douche générale. Boisson à dose purgative tous les quatre jours et à dose altérante tous les matins. Je conseille encore trois à quatre séances de massage par semaine.

Au bout de six jours d'un pareil traitement, j'ajoute l'application tous les matins de boue minérale qui doit recouvrir l'épaule et tout le membre supérieur droit, suivie d'un bain à 36° C. ou d'une douche générale. Je continue en même temps l'eau en boisson et les séances de massage *ut suprà*.

Ce traitement est suivi pendant une vingtaine de jours avec succès. Dès la première application de boue, le malade se plaint de douleurs plus vives dans l'épaule, où il constate la sensation de rongement des os, et dans le faisceau musculaire de l'avant-bras ; mais ces diverses sensations sont bien tolérables. Je suis obligé cependant de donner un jour de repos tous les quatre jours, pour ce qui concerne l'application de la boue, tout en continuant l'usage du bain ou de la douche. Ces douleurs et ces sensations profondes vont en diminuant, et vers la fin de son séjour le malade peut suivre pendant plusieurs jours de suite le traitement complet sans aucun inconvénient.

A son départ de Balaruc, qui a lieu vers le 25 juillet, après trente-cinq jours passés auprès de nos thermes, le malade trouve que le tremblement est moins intense, que l'effort qui lui donne naissance doit être plus énergique, et les douleurs articulaires et musculaires ne l'empêchent pas de dormir. Il constate lui-même une amélioration notable.

Il revient en juin 1882, l'amélioration s'est maintenue : pendant l'hiver, malgré la neige et la pluie, il ne s'est pas plaint de ses douleurs vives dans l'épaule, et en même temps le tremblement n'apparaissait plus quand il voulait soulever un poids même assez lourd. Il a constaté du reste lui-même que l'atrophie musculaire avait bien diminué. Il peut tenir les objets sans trop d'effort et sans les laisser tomber sur le sol. Je constate moi-même qu'il y a très peu de différence de volume entre les deux bras ; il faut même avoir recours à la mensuration pour la constater, alors que l'année dernière la vue suffisait. La santé générale est restée parfaite. — Je prescris le même traitement que l'année dernière, avec les mêmes précautions d'interruption et de repos dans l'application des boues. — Je dois dire que la sensation profonde n'est point perçue, le malade ne constate qu'un peu plus de chaleur dans le membre. Quant aux forces, elles paraissent augmenter. Le traitement est suivi pendant trente jours, et le malade part de Balaruc dans un état très satisfaisant.

J'ai eu de ses nouvelles pendant l'hiver 1882-83 : il se trouve très bien, ne ressent plus de douleurs dans l'épaule et a recouvré toute sa force dans le membre malade. De temps à autre, il ressent quelques douleurs erratiques un peu partout, mais sans aucune localisation bien fixe. Je puis donc le considérer comme guéri, non de son affection rhumatismale, mais des troubles survenus à la suite de la localisation trop prolongée du rhumatisme sur l'articulation de l'épaule et sur les faisceaux musculaires de l'avant-bras droit.

X.

Arthrite rhumatismale. — Fongosités péri-articulaires.

M. P... (de Lyon) a toujours vécu dans un magasin très humide, où il reste pendant longtemps assis sans mouvement; se plaint depuis très longtemps déjà de douleurs vagues de rhumatisme qui se font sentir un peu partout. Depuis trois et même quatre ans, ces douleurs semblent avoir pris pour siège de prédilection le genou gauche. Le malade suit un traitement rationnel et ne trouve aucune amélioration persistante pendant l'hiver. Les chaleurs de l'été paraissent le soulager; mais, dès que l'hiver avec ses brouillards apparaît, les douleurs le font horriblement souffrir. Le volume de l'articulation a augmenté. Il n'y a pas d'hydarthrose, mais on constate un certain empâtement péri-articulaire qui est énergiquement combattu par des frictions avec la teinture d'iode et l'application de nombreux vésicatoires. — Il est envoyé à

Aix-les-Bains, il en retire un certain soulagement, mais qui disparaît aux approches de l'hiver.

Vient à Balaruc en juin 1881. Je constate que l'articulation du genou gauche est globuleuse, sans pour cela qu'il soit facile de constater l'existence d'une hydarthrose. Les mouvements sont difficiles et même douloureux. La marche est très pénible. Le malade est obligé de se servir de deux béquilles pour ne pas appuyer le pied gauche sur le sol. Je constate également l'atrophie des muscles de la jambe, atrophie qui paraît, il est vrai, plus considérable à cause de l'augmentation de volume de l'articulation due au gonflement osseux et à la présence de fongosités occupant la partie supérieure et externe de la jambe. — Je prescris : Bains généraux à 36° C., alternés avec douches générales ; boisson journalière de l'eau minérale, dose altérante. Le malade devra se purger deux ou trois fois pendant son séjour auprès de la source.

Après une semaine d'un pareil traitement, je prescris l'application de boue minérale devant envelopper tout le membre inférieur gauche depuis la partie médiane de la cuisse jusqu'au pied, suivie d'un bain ou d'une douche générale, et je continue la boisson *ut suprà*.

Dès les premières applications de boue, il se produit certains phénomènes d'excitation locale; l'articulation devient plus chaude, la peau plus rouge, en même temps que les douleurs sont plus vives. — Je suspends l'application de la boue devant l'apparition des symptômes aigus, et je continue l'usage des bains simples.

Quatre jours après cet arrêt, je prescris nouvelle application de boue suivie d'un bain tous les jours. Le malade accuse l'existence d'un travail profond qui s'opère dans l'articulation ; mais les douleurs, tout en étant plus vives, se calment dans la journée quelques heures après l'application du remède. J'engage le patient à ne pas essayer de marcher et à tenir l'articulation enveloppée de ouate pour la maintenir à l'abri de l'influence du vent sud-ouest qui règne à cette époque.

Le traitement est suivi, en somme, pendant vingt-huit jours ; il est très bien supporté. Depuis déjà quelques jours, les douleurs paraissaient plus calmes et même ne subissaient pas trop l'influence de la boue.

A ma dernière visite, je constate que la rotule est plus saillante ; par suite, l'articulation est moins globuleuse, les mouvements de flexion de la jambe sur la cuisse sont plus faciles et moins douloureux, le malade peut marcher à l'aide de béquilles avec moins de peine.

Il revient en juin 1882. Je constate que le volume de l'articulation est bien moindre ; la rotule est saillante, mobile ; seul le gonflement des condyles persiste. Les fongosités péri-articulaires ont considérablement diminué, tellement que le malade marche assez facilement, mais pas encore bien longtemps, en ne s'appuyant que sur une canne. Les mouvements de flexion et d'extension sont très faciles ; les douleurs qu'ils provoquent sont bien moins intenses. L'atrophie musculaire de la jambe paraît d'autant moindre que le volume de l'articulation a diminué, mais l'immobilité relative à laquelle est encore condamné le malade explique bien cette diminution dans le volume de l'appareil musculaire de ce membre. — Je prescris le même traitement, qui est suivi cette fois avec succès et sans fatigue pendant vingt-cinq jours. A son départ, l'amélioration est telle que le malade peut se promener dans le parc de l'établissement même sans canne, et cela sans trop de fatigue. La rotule est très mobile et les mouvements de flexion et d'extension s'exécutent sans douleur, ils ne sont limités que par le gonflement des condyles du fémur.

Pendant l'hiver suivant, j'ai eu des nouvelles de M. P.... Il peut vaquer à ses occupations en ville, bien entendu en prenant certaines précautions pour éviter l'influence du froid humide; mais il ne souffre presque plus et la marche est assez facile.

XI.

Arthrite rhumatismale avec hydarthrose.

M. R..., 27 ans, d'Albi, d'un tempérament lymphatique a toujours joui d'une assez bonne santé ; a eu cependant vers l'âge de 12 ans une atteinte de rhumatisme articulaire aigu qui l'a cloué dans son lit pendant une quarantaine de jours. Le cœur est resté étranger à la scène pathologique ; mais depuis lors, pendant les hivers, ressent quelquefois des douleurs erratiques qui lui font redouter une nouvelle rechute. Il a été très énergiquement traité chez lui et a été souvent envoyé auprès d'une station thermale des Pyrénées : Luchon, Barèges. Il y a trois ans, douleur très vive dans le genou droit qui dura pendant une quinzaine de jours ; depuis lors, sensibilité plus grande dans cette articulation, dont les mouvements deviennent de plus en plus difficiles, en même temps que son volume augmente progressivement. On constate alors chez ce malade un épanchement très considérable intra-articulaire que l'on combat par des frictions avec la teinture d'iode, l'application de nombreux vésicatoires et par la compression. Malgré ces divers traitements rationnels, l'affection, qui paraît un instant céder, réapparaît, va en augmentant tellement que la marche devient très pénible. Le malade vient à Balaruc en juillet 1884. Je constate tous les symptômes d'une hydarthrose très considérable. La rotule est refoulée très énergiquement par le liquide intra-articulaire quand on exerce sur elle une pression méthodique ; l'articulation est globuleuse, son développement très considérable, tellement que l'on serait tenté de supposer que cette apparence est due à l'atrophie du membre en général. — Je prescris : Application de boue minérale sur l'articulation et sur tout le membre inférieur, suivie d'un bain général ; boisson à dose altérante.

A la troisième application, surviennent des symptômes d'acuité tels que je suis obligé de suspendre tout traitement pendant quatre jours. Après ce repos, je prescris de nouveau boue minérale suivie de bain. Sans passer à l'état aigu, les douleurs sont réveillées, mais après la sixième application apparaissent deux petites fossettes au sommet de l'articulation qui rendent la rotule plus saillante; en même temps, celle-ci est bien moins énergiquement refoulée quand on la comprime. La marche exaspère ces douleurs ; aussi j'engage le malade à rester assis, la jambe allongée sur un coussin, tout le temps que durera la cure,

Après vingt jours de traitement actif, M. R.... part de Balaruc ; le volume de l'articulation a bien diminué, les douleurs sont bien moins vives quand on lui imprime un mouvement quelconque, et ceux-ci sont plus étendus.

Dans le courant du mois de novembre, le malade m'écrit que, tout en n'étant pas complètement guéri, il peut marcher assez facilement, pourvu que la jambe soit maintenue serrée par une bande de flanelle.

Il revient en juillet 1885. Je constate une diminution très considérable de l'articulation ; la rotule est saillante, mais ne glisse pas encore très facilement sur les surfaces articulaires; le liquide épanché est très peu abondant, la marche est assez facile ; il ne reste qu'un peu de faiblesse, qui est tout autant due à l'immobilité relative et à un certain degré d'atrophie musculaire qui en est la conséquence, qu'à l'hydarthrose elle-même. — Je prescris le même traitement que l'année dernière, en intercalant quelques douches générales et quelques séances de massage.

Après les premières applications de boue, le malade accuse une sensation profonde qu'il compare à une forte compression que l'on exercerait au fond de l'articulation ; mais cette sensation et les quelques douleurs qu'il accuse ne sont point assez vives pour m'obliger à suspendre le traitement. La marche est facile, elle n'est point pénible et n'occasionne pas d'engorgement péri-malléolaire. Il se sent, en un mot, plus solide et plus fort quand il part de Balaruc, après une saison balnéaire de vingt-trois jours.

XII.

Arthrite traumatique.

T... (de Moissac), âgé de 15 ans, d'un tempérament lymphatique, d'une assez bonne constitution, à la suite d'une chute sur le genou gauche ressentit une violente douleur qui, en augmentant tous les jours, finit par rendre la marche impossible. L'articulation devint très volumineuse. Un traitement énergique fut institué dès le premier jour pour combattre cette arthrite-traumatique. Les symptômes aigus disparurent, mais il resta pendant quelque temps dans cette articulation une faiblesse telle que le malade ne pouvait marcher sans être vite fatigué et sans que celle-ci fût le siège d'une douleur vive et lancinante.

Vient à Balaruc en juillet 1885, dix mois environ après l'accident. Je constatais un empâtement péri-articulaire très volumineux, en même temps que la présence de fongosités mollasses qui conservaient l'empreinte du doigt ; en comprimant la rotule, on sentait qu'elle était fortement refoulée par un flot liquide très abondant ; aussi l'articulation était fortement globuleuse.

Sans être douloureuse, la marche était pénible et très fatigante ; les muscles de la jambe paraissaient avoir subi un certain degré d'atrophie. — Je prescris : Application de boue minérale sur tout le membre, depuis la partie médiane de la cuisse jusqu'au pied, suivie d'un bain entier alterné avec douche générale.

Au bout de quelques jours, apparition de douleurs vives, lancinantes, dans l'articulation ; la peau est rouge, sensation de chaleur, en même temps que les légers mouvements imprimés au genou sont très douloureux. — Je suspends tout traitement pendant quarante-huit heures et j'ordonne les bains simples pendant deux jours de suite. Les phénomènes d'acuité ayant complètement disparu après ce repos relatif, je prescris de nouveau l'application de la boue, suivie d'un bain seulement.

Apparaissent encore quelques douleurs, mais bien moins vives, se calmant dans le courant de la journée ; le malade éprouve un peu de cuisson à la peau. Ce traitement est suivi pendant une vingtaine de jours, mais interrompu de temps en temps par un peu de repos. A son départ, je constate que le volume de l'articulation est moindre, qu'elle est moins globuleuse puisque la rotule est plus saillante, et que la dépression des tissus est moins persistante après la compression. Les légers mouvements imprimés au genou ne sont pas si pénibles et sont moins douloureux.

Revient en mai 1886. Pendant l'hiver, malgré le froid humide, le malade n'a pas trop souffert de son articulation ; il a pu marcher sans trop de peine, mais pas longtemps. Je constate que le volume et la forme de l'articulation ont été heureusement modifiés : la rotule est saillante, elle est mobile ; l'épanchement intra-articulaire a presque complètement disparu; quant aux fongosités, elles sont bien moindres et ne conservent plus l'empreinte du doigt. L'atrophie musculaire a bien diminué. — Je prescris le même traitement que l'année dernière, qui est suivi sans encombre pendant vingt-cinq jours, interrompu encore plusieurs fois par un jour de repos.

Quand le malade part, son état s'est sensiblement amélioré;

il peut marcher assez facilement et pendant un temps assez long dans le parc de l'établissement sans trop de fatigue; l'hydarthrose et les fongosités ont à peu près disparu et l'articulation a, à peu de chose près, repris son volume normal.

Est revenu en septembre 1886 pour confirmer sa guérison et aussi pour obéir à ce préjugé, admis par beaucoup de malades, qu'il faut trois saisons balnéaires pour guérir une maladie. Il a suivi le même traitement sans fatigue et même sans interruption pendant une quinzaine de jours.

XIII.

Entorse.

M. S... (de Cette), bonne constitution, n'a jamais été malade. L'hiver dernier, fit une chute dont la conséquence fut une entorse de l'articulation tibio-tarsienne gauche; n'y fit d'abord pas attention et se contenta de garder la chambre deux ou trois jours, pendant lesquels il recouvrit l'articulation malade de compresses imbibées d'eau froide; se remit vite aux affaires, mais il marchait très péniblement, en s'appuyant sur une canne. Tous les soirs, œdème considérable autour des malléoles et qui disparaissait par le repos de la nuit. Depuis lors, il ressent de la faiblesse dans ce membre, la marche est pénible, le malade ne peut que difficilement vaquer à ses affaires et la moindre fatigue est suivie de l'apparition d'un œdème très considérable qui disparaît plus ou moins par le repos.

Vient à Balaruc à la fin de mai 1884. Je constate un peu d'empâtement péri-malléolaire, et l'on entend quelques craquements dans l'articulation quand on lui imprime quelques mouvements, qui sont du reste douloureux. — Je prescris : Application tous les matins de boue minérale, suivie d'un pédiluve avec l'eau thermale, alterné avec une douche générale.

Pendant les premières applications de boue, le malade accuse une sensation de resserrement, de compression articulaire accompagnée de quelques douleurs. Malgré cette recrudescence apparente, le traitement est continué sur les instances du malade lui-même, qui constate un peu plus de force dans l'articulation et moins d'œdème péri-malléolaire le soir. Ce traitement est suivi pendant vingt-cinq jours, avec des jours de repos. Comme M. S.... habite Cette, il vient me voir vingt jours environ après qu'il a cessé tout traitement ; et quelle n'est pas sa joie de me dire que l'œdème ne se montre plus le soir, qu'il ne ressent aucune douleur dans l'articulation et qu'il peut agir presque comme autrefois.

Je l'engage néanmoins à ne pas trop marcher encore et à prendre quelques précautions.

Il revient en septembre : il a pu pendant tout l'été vaquer à ses affaires ; il se sent très solide quand il marche ; l'œdème qui le préoccupait tant a disparu, il ne constate qu'un léger empâtement autour de l'articulation le soir, quand il s'est trop fatigué dans la journée, mais ce n'est que ces jours-là.— Je prescris le même traitement, qui est suivi pendant quinze jours avec succès, sans fatigue, et, quand cette seconde saison balnéaire est terminée, ce malade ne se ressent en aucune façon des suites de sa chute. Je l'ai du reste revu bien souvent depuis lors, et il est complètement guéri.

XIV.

Faiblesse articulaire, suite d'entorses fréquentes.

Mlle M..., 17 ans (de Narbonne), d'un tempérament lymphatique et d'une constitution assez bonne ; s'est luxé le pied droit pour la première fois, étant en pension, il y a cinq ans environ ; a suivi à cette époque un traitement rationnel, mais il lui est resté toujours depuis lors un peu de faiblesse dans l'articulation tibio-tarsienne droite, qui explique les nombreuses chutes qu'elle faisait en se livrant à ses jeux. En dansant, il y a deux ans, nouvelle chute qu'elle attribue à cette faiblesse ; nouvelle entorse dont les suites furent très longues à guérir. Enfin, pour la troisième fois a fait une nouvelle chute il y a six mois. Vient à Balaruc en juin 1884. Je constate : empâtement péri-malléolaire, relâchement des tendons tel, que l'on peut exagérer les mouvements du pied dans le sens de la flexion, d'extension et même de latéralité ; on dirait que le pied est mal attaché. Œdème considérable, surtout le soir ; le volume de l'articulation est presque double de celui de l'articulation du pied gauche.

Quand la malade veut marcher vite, si elle n'y prend garde, elle tourne le pied en dedans, elle marche sur le bord externe, et c'est ainsi que sont amenées les nombreuses chutes dont elle a été victime. En même temps, je constate une légère atrophie des muscles de la jambe. — Je prescris : Application de boue minérale recouvrant toute la jambe et le pied, suivie d'un bain ou d'une douche. Dès l'application de la première boue, la malade se plaint de douleurs vives dans l'articulation, qu'elle compare à un resserrement des os les uns contre les autres, à une compression exercée autour de l'articulation. Ces douleurs persistent, en diminuant toutefois d'intensité pendant les cinq ou six premiers jours, et finissent par disparaître.

Le traitement est suivi pendant vingt-huit jours, interrompu de temps à autre par un jour de repos. Je constate que la marche est plus sûre, la malade paraît moins fatiguée en marchant ; dans tous les cas, l'œdème est bien moins considérable le soir.

Revient à Balaruc en septembre. L'amélioration constatée ne s'est pas démentie. Les chutes ont été bien moins fréquentes et la fatigue est bien moindre après la marche. L'œdème a considérablement diminué, le pied paraît plus solidement attaché, le volume de l'articulation est moindre, en même temps que les tendons paraissent moins relâchés. — Je prescris le même traitement qu'à la saison précédente. La malade éprouve toujours les mêmes sensations, mais bien moins accentuées cependant dès l'application des premières boues ; les interruptions dans le traitement sont moins fréquentes, et la malade quitte Balaruc après y être restée vingt-cinq jours. A son départ, l'amélioration persiste et est caractérisée par une plus grande sûreté dans la marche, une grande diminution dans le volume de l'articulation ; l'œdème n'apparaît pas aussi régulièrement le soir, et encore est-il moins considérable.

J'ai revu la malade en mai 1885. L'amélioration a persisté pendant tout l'hiver. Elle a pu danser, en prenant certaines précautions ; décidément les attaches tendineuses du pied à la jambe paraissent plus solides, les mouvements en tout sens se font normalement, et il y a douleur si l'on veut essayer de les exagérer ; tout annonce en même temps la régression de l'engorgement péri-malléolaire, car le volume de l'articulation est à peu près normal. — Je prescris toujours le même traitement, qui est suivi sans fatigue pendant une vingtaine de jours. Je puis considérer cette malade, quand elle part de Balaruc, comme guérie.

XV.

Sciatique.

M. D..., 48 ans, négociant à Cette, est rhumatisant depuis son enfance. Il est depuis quelque temps occupé, la plus grande partie de la journée, dans un bureau qui est très humide ; aussi se plaint-il de douleurs fort vives occupant la partie postérieure de la fesse, de la cuisse et de la face externe de la jambe et du pied du côté gauche. Ces douleurs, surtout très vives aux points trochantérien, péronéo-rotulien et sous-malléolaire externe, sont exagérées pendant la nuit et rendent tout sommeil au lit impossible. Le moindre mouvement arrache des cris au malade, qui est alors obligé de garder l'immobilité la plus absolue. Comme ces douleurs le font souffrir déjà depuis bien longtemps, on constate un certain degré d'atrophie musculaire de tout le membre. On a employé contre cette sciatique une foule de remèdes, tels que : frictions, vésicatoires, électricité, bains sulfureux, etc. Il en a éprouvé quelque soulagement, mais de peu de durée. M. D.... vient à Balaruc en juillet 1883 ; il paraît vivement souffrir quand il se meut, mais ces douleurs sont supportables quand il est au repos. Il ne peut cependant pas se coucher pendant la nuit, parce que la chaleur du lit les exaspère. — Je prescris : Application de boue minérale sur tout le membre inférieur gauche, suivie d'un bain général.

Pendant les premiers jours du traitement, les douleurs paraissent plus vives pendant les applications de boue et deux ou trois heures après, mais l'après-midi cette recrudescence douloureuse se calme, ce qui m'engage à persévérer.

Ce traitement est suivi pendant quarante jours, bien entendu avec des interruptions plus ou moins longues, que nous permet le séjour de ce malade dans une ville si rapprochée de Balaruc. Vers la quinzième application de boue, le malade peut se coucher et dormir, et les douleurs ne s'exacerbent pas par le mouvement. Quand la saison balnéaire est terminée, il peut appuyer un peu le pied sur le sol sans trop souffrir, et le sommeil de la nuit n'est plus interrompu par la douleur.

J'ai eu l'occasion de voir le malade pendant l'hiver : il peut marcher, il ne ressent que de temps en temps quelques douleurs supportables aux différents points où elles étaient très vives ; en un mot, il se trouve très bien soulagé.

Revient en juin 1884 : l'atrophie du membre a complètement disparu ; il ne vient que pour confirmer le bien-être consécutif à la première saison. — Je prescris néanmoins le même traitement. Légère recrudescence des douleurs, mais qui n'empêchent pas le sommeil, et même elles vont en se calmant peu à peu ; aussi peut-il marcher sans canne à la fin du traitement, qui a duré vingt-cinq jours, sans être obligé d'intercaler de nombreux jours de repos. Depuis cette époque, le malade est guéri. Il n'y a pas eu de récidive.

XVI.

Sciatique double.

T..., d'un tempérament lymphatique, pêcheur à Cette, 45 ans, a toujours vécu dans l'humidité. Vient à l'hôpital de Balaruc le 15 mai 1884. Depuis longtemps déjà, il éprouve de vives douleurs dans la région lombaire ; ces douleurs paraissent suivre, de là, la direction du nerf sciatique dans les deux membres. Les points fessier, péronéo-rotulien et sous-malléolaire externe sont très douloureux, surtout pendant la nuit ; il compare ces douleurs à celles qu'occasionnerait un lien constricteur fortement serré sur ces différents points, tellement que tout mouvement est impossible et augmente les douleurs d'une manière excessive. Ne pouvant travailler, il s'est fait porter à l'hôpital de Cette, où il a suivi toute espèce de traitements.

A ma première visite, je constate un état de délabrement général, mais c'est l'atrophie musculaire des deux membres inférieurs qui me préoccupe le plus. En voyant ces douleurs persistantes dans la région lombaire s'irradiant dans les deux membres, et en voyant surtout la symétrie des lésions dans ces parties, on pourrait croire avoir affaire à une lésion médullaire ; cependant la palpation de la colonne vertébrale ne provoquant aucune douleur et l'absence des troubles de la sensibilité, de la caloricité et de la motilité, me font abandonner cette idée pour me faire supposer que j'ai à traiter une sciatique double avec atrophie musculaire, favorisée par l'immobilité volontaire. — Je prescris : Application de boue minérale depuis la région lombaire jusqu'à l'extrémité inférieure des deux membres pelviens, suivie d'un bain entier.

Les premières applications exaspèrent les douleurs, qui interrompent le sommeil ; ces douleurs sont persistantes pendant les deux et même les trois premiers jours, mais en diminuant toutefois d'intensité. A la quatrième, il y a un peu de calme ; ces douleurs ne sont accrues que pendant l'application de la boue, et peu à peu l'influence de ce moyen balnéothérapique ne se manifeste plus ; je puis alors continuer le traitement tous les jours.

Après vingt jours, le malade quitte l'hôpital de Balaruc pour rentrer à celui de Cette. Quand il part, il se trouve mieux : il peut mouvoir les deux jambes sans augmenter les douleurs; le sommeil n'est plus troublé par elles, il est réparateur et la santé générale est améliorée.

Il revient le 16 août ; son état est plus satisfaisant : les douleurs ne sont plus persistantes ; dans tous les cas, elles sont supportables ; les grandes fonctions s'exécutent bien, et le malade dort toute la nuit ; il peut se lever, faire quelques pas avec des béquilles, sans trop souffrir. L'amaigrissement des membres est bien moindre. — Je prescris le même traitement : Tous les matins, application de boue minérale, suivie d'un bain général ; boisson d'eau thermale à dose tonique, altérante.

Il n'y a pas de recrudescence de la douleur, et pendant la journée le malade peut se lever, marcher assez facilement avec ses béquilles ; il dort très bien pendant la nuit.

Le traitement est suivi pendant vingt jours sans encombre,

et quand le malade part, il se trouve dans un état relativement très satisfaisant.

Revient en mai 1885. Il a pu quitter l'hôpital de Cette dans le courant de l'hiver : il marche avec une canne, il est faible, mais ne ressent plus de douleurs ; les grandes fonctions sont normales ; il ne reste à combattre que la faiblesse générale et l'atrophie musculaire, qui est cependant moindre. — Je prescris : Boue minérale suivie d'un bain entier, alternée avec douche générale ; boisson d'eau minérale à dose tonique, altérante. Pendant son séjour, le malade se promène partout, il oublie même sa canne ; les grandes fonctions sont normales, il ne ressent que quelques douleurs erratiques lorsque le vent est humide. Ce malade peut être considéré comme guéri.

XVII.

Paraplégie *à frigore.*

L..., 25 ans, de Perpignan, d'une constitution assez bonne et d'un tempérament lymphatique, vient à l'hôpital de Balaruc dans le courant du mois de mai 1883. Pendant les grandes manœuvres d'automne 1881, fut obligé de supporter de fortes pluies, à la suite desquelles il fut pris de douleurs rhumatismales ayant pour siège la région lombaire principalement, et pour lesquelles il fut porté à l'hôpital. Il y fut traité très énergiquement et en sortit dans un état assez satisfaisant.

Il reprit son métier de cultivateur, mais fut obligé de l'abandonner bientôt, les douleurs ayant apparu de nouveau dans la région lombaire et s'irradiant dans les deux membres inférieurs

En même temps, il se plaignait de faiblesse dans les deux membres, ce qui rendait la marche pénible et fatigante. Il avait toujours froid dans la partie inférieure des reins et dans les jambes, et ne se réchauffait que très difficilement. Après un traitement chez lui, consistant en frictions calmantes de toute sorte et quelques bains sulfureux, il fut envoyé à l'hôpital de Balaruc, et je constatais : Affaiblissement considérable avec atrophie musculaire dans les deux membres inférieurs ; chairs molles, flasques et décolorées. Il marche très péniblement avec des béquilles, en traînant les pieds, surtout la pointe du côté droit. La sensibilité de la région plantaire est obtuse, les genoux fléchissent quelquefois involontairement, ce qui rend la marche hésitante, et, s'il n'y prend garde, il se laisse choir sur le sol.

En même temps, trouble du côté de la vessie et des intestins, caractérisé par un peu de parésie ; miction lente nécessitant quelques efforts ; constipation opiniâtre ; enfin douleur constrictive en ceinture. Quand on comprime les apophyses épineuses à la région lombaire, on provoque une douleur sourde, obtuse, profonde. Il n'y a pas d'hyperesthésie, aucun trouble de la sensibilité de la région. — Je prescris d'abord : Bain tempéré ; boisson purgative. Comme il faudrait ordonner une dose trop élevée pour obtenir un résultat, j'ajoute deux douches ascendantes par semaine.

Au bout de huit jours d'un pareil traitement, je prescris l'application de boues minérales qui doivent recouvrir le malade depuis la partie médiane du dos jusqu'aux pieds, et je continue l'usage du bain entier alterné avec une douche générale ; la boisson à dose purgative et deux douches ascendantes par semaine si la dose ordinaire, quatre à cinq verres, ne suffit pas.

Après quatre ou cinq applications de boue, les douleurs sont plus vives dans les lombes et dans les deux membres inférieurs ; elles vont en diminuant cependant jusqu'au moment du départ du malade, qui a eu lieu après vingt jours de traitement.

Il revient en septembre de la même année, et je constate

une très grande amélioration dans son état général. La marche est plus sûre, plus aisée ; il ne s'appuie que très imparfaitement sur les béquilles, dont il se sert comme de deux cannes, en prévision des chutes qu'il pourrait faire si les genoux fléchissaient involontairement ; ce qui a lieu bien moins souvent. La chaleur est revenue dans les deux membres, la peau est plus colorée, les muscles sont plus durs, plus résistants. Les douleurs en ceinture ont complètement cessé et les grandes fonctions sont bonnes.

La parésie vésicale et intestinale a bien diminué, il ne faut pas une dose d'eau aussi considérable pour obtenir des effets purgatifs.

L'atrophie musculaire seule persiste, mais est bien moindre. — Je prescris : Application de boue comme à la saison précédente, suivie d'un bain ou d'une douche ; boisson à dose purgative. Le traitement est suivi sans fatigue pendant vingt jours. Quand le malade part, sa marche est bien plus sûre, plus facile ; il est plus solide, et les genoux ne fléchissent plus.

Les douleurs ont cessé complètement. La sensibilité, la motilité et la caloricité des deux membres inférieurs sont normales. Les grandes fonctions sont bonnes. Plus de constipation ni de troubles dans la miction. Nul doute que l'atrophie musculaire ne vienne à céder grâce à l'exercice de la marche. Le malade, en un mot, part de Balaruc dans un état très satifaisant.

XVIII.

Paraplégie *à frigore*.

R..., ouvrier puisatier, âgé de 54 ans, vient à l'hôpital de Balaruc le 15 mai 1882. Depuis déjà longtemps il souffre de vives douleurs dans la région lombaire qui s'irradient dans les deux membres inférieurs. En même temps, depuis lors, les forces diminuent, et s'il veut résister à la fatigue, il est saisi d'un violent tremblement qui rend la station debout de plus en plus difficile. Il est obligé d'abandonner toute espèce de travail et vient habiter chez lui dans un petit village près de Béziers. Tous les symptômes prennent plus d'intensité malgré les traitements les plus rationnels. Il peut à peine se lever du lit et pendant la nuit il est réveillé par des mouvements convulsifs et involontaires qu'il éprouve dans les deux membres. La sensibilité s'émousse tellement qu'il finit par ne plus se rendre compte de la situation respective de ses deux jambes quand il est couché ; dans ce cas, les mains ou la vue viennent à son secours. En même temps, les fonctions urinaires se troublent, la miction est pénible, tellement qu'on est obligé de sonder le malade une fois par jour d'abord et enfin deux fois dans les vingt-quatre heures. Mêmes troubles du côté des intestins, caractérisés par une constipation opiniâtre; mais peu à peu à cette rétention vient succéder un relâchement complet des sphincters.

A ma première visite, le malade est dans le décubitus dorsal, il ne peut sortir du lit ; les douleurs lombaires sont bien moins vives, elles sont en ceinture. Quand on comprime les apophyses épineuses de la région dorso-lombaire, le malade ressent un peu de douleur au niveau du renflement inférieur de la moelle, de même que la sensation à ce niveau est exagérée quand on promène un corps froid tout le long de la colonne vertébrale.

Les mouvements et la sensibilité sont nuls dans les deux membres inférieurs, qui sont froids et décolorés. Les chairs sont molles, et je constate un certain degré d'atrophie musculaire. Le malade urine sans le vouloir, de même qu'il a des selles involontaires ; aussi est-on obligé de le changer de linge à tout instant. L'appétit est bon et les digestions normales. — Je prescris pendant les premiers jours : Bain tempéré le matin, alterné avec douche générale ; boisson tonique. Après huit jours, j'ajoute les boues minérales. Tous les matins, le malade sera enveloppé dans un immense cataplasme de boue, depuis la partie dorsale de la colonne vertébrale jusqu'à l'extrémité des pieds. Bain tempéré, alterné avec douche générale après l'application de la boue ; boisson à dose tonique.

Après la quatrième ou la cinquième application, le malade ressent quelques douleurs dans le membre inférieur gauche, et rien du côté droit. L'immobilité des deux membres est absolue, ainsi que l'insensibilité pendant la journée ; ce n'est que lorsqu'il est sous la boue qu'il éprouve ces douleurs, qui deviennent peu à peu persistantes et de plus en plus fortes. Après vingt jours, le malade est transporté chez lui.

Il revient le 16 août de la même année. Il a bien souffert de la jambe gauche ; mais aujourd'hui ces douleurs sont bien moins vives et on constate quelques légers mouvements de flexion dans les orteils de ce côté, l'autre membre restant immobile et insensible. Je constate également que le membre gauche est peut-être plus chaud ; dans tous les cas, il est plus facile à réchauffer et conserve plus longtemps sa chaleur. La paralysie des muscles de la vessie et de l'intestin est à peu de chose près aussi intense qu'au mois de mai ; cependant les infirmiers prétendent qu'il est moins souvent mouillé et qu'il a moins besoin de changer de linge. — Je prescris : Boue minérale, comme pour la saison dernière, suivie d'un bain ou d'une douche générale ; boisson d'eau minérale à dose tonique.

Les douleurs dans le membre gauche se réveillent et le font bien souffrir, en même temps les mouvements des orteils sont plus apparents.

Vers la fin du traitement, qui dura vingt jours, quelques douleurs se font sentir dans le membre droit, qui est toujours dans l'immobilité la plus absolue.

Revient en mai 1883. Je constate d'abord que la chaleur des membres inférieurs est bien revenue, sans être cependant complètement normale. La peau n'est plus décolorée, les chairs sont un peu plus résistantes et le malade est moins susceptible au froid. Les mouvements sont bien plus étendus dans tout le membre gauche, que le malade peut déplacer en masse; la flexion des orteils est complète, et même avec un léger effort le patient peut dessiner un mouvement de flexion au genou. Quant au côté droit, je constate la flexion des orteils et même un léger mouvement de latéralité du pied reposant sur le talon. La nuit, le malade est parvenu à conserver les urines pendant une ou deux heures ; il peut même se garer des selles involontaires en appelant l'infirmier. La paralysie des muscles de la vie organique semble suivre la marche décroissante de celle des muscles de la vie de relation. — Je prescris le même traitement.

Après quelques applications de boue, le malade ressent quelques douleurs vives dans le membre droit. Il est loin de s'en plaindre. Les mouvements paraissent plus étendus et la sensibilité est moins obtuse ; je constate une amélioration notable ; aussi je l'engage à revenir en septembre.

Revient en août. Il peut garder ses urines pendant la nuit; les selles ne sont plus involontaires. La sensibilité et la motilité ont réapparu dans tout le membre gauche ; les chairs sont plus dures, plus colorées, la température est normale. Quant au membre droit, les mouvements des orteils et du pied en masse sont plus étendus; le malade peut rester assis sur son lit sans trop de fatigue pendant longtemps. — Je prescris encore le même traitement, qui est suivi sans peine aucune pendant vingt jours.

En mai 1884, le malade revient encore à l'hôpital, il marche avec deux béquilles. La paralysie des organes a complètement cédé. Le malade exonère la vessie et le gros intestin quand il en sent le besoin. La sensibilité et la motilité sont revenues dans les deux membres avec la caloricité normale. L'atrophie musculaire, quoique moindre, persiste encore et rend la station debout pénible et fatigante. — Je prescris le même traitement, qui est suivi avec succès et sans fatigue pendant une vingtaine de jours.

Je revois encore le malade dans le courant du mois d'août à Balaruc; il marche avec deux cannes, va et vient dans le village, il ne souffre plus. L'atrophie musculaire a bien diminué; il reste encore un peu de faiblesse. Plus rien d'anormal du côté de la vessie ni de l'intestin. Il continue toujours le même traitement, en insistant spécialement sur les douches générales. Quand il part, on peut le considérer comme guéri.

J'ai eu de ses nouvelles pendant l'hiver 1884-85 et j'ai appris qu'il gagnait sa vie en travaillant : il pouvait conduire une charrette. Je le considère comme guéri s'il ne reprend pas son ancien métier.

XIX.

Paraplégie traumatique.

M. B..., propriétaire à Castres, âgé de 39 ans, bonne santé habituelle. En allant visiter une de ses propriétés, fait une chute de voiture telle qu'il perd connaissance et reste couché pendant quelques instants sur la route ; il a été projeté sur un tas de pierres, et le choc a porté sur le dos principalement; depuis lors il ressent de très vives douleurs qui résistent à tout traitement rationnel. Peu à peu le malade se sent de plus en plus faible; quand il marche, il éprouve un tremblement plus ou moins violent dans les deux membres inférieurs, en même temps il devient plus susceptible au froid; il se réchauffe plus difficilement.

Pendant la nuit, il est réveillé en sursaut par des mouvements convulsifs involontaires dans les deux membres inférieurs. Il constate que les fonctions génésiques ont considérablement baissé, il s'aperçoit en même temps que la miction est lente, incomplète, tellement qu'il n'est plus maître des dernières gouttes d'urine ; aussi est-il très souvent souillé par elle. Cet état va en progressant et ne cesse pas de le tourmenter. Après des traitements longs et énergiques, le malade se décide enfin à venir à Balaruc en mai 1883. L'accident remonte au mois de mai 1882.

A ma première visite, je constate que la faiblesse des membres inférieurs est extrême, les chairs sont molles et décolorées, il y a un commencement d'atrophie musculaire. Le malade marche péniblement avec deux cannes, traîne les pieds et a de la difficulté à en soulever les pointes, qui tracent un sillon sur le sol. Il est vite fatigué, et est alors pris d'un tremblement nerveux qui le force à s'arrêter. Quand il marche en prenant un point d'appui sur les deux cannes, il prend élan pour ainsi dire par un mouvement de propulsion du côté du bassin correspondant au membre qu'il avance. La miction est lente, l'urine s'échappe sans jet. Constipation opiniâtre.

Les fonctions génésiques sont éteintes. En palpant la colonne vertébrale, on provoque une douleur sourde, profonde, au niveau du renflement inférieur de la moelle. — Je prescris pendant les premiers jours : Bain tempéré, alterné avec douche en pomme d'arrosoir sur les parties supérieures : dos, bras ; et en lance brisée et à une température plus élevée sur les membres inférieurs.

Après huit jours d'un pareil traitement, j'ajoute les boues minérales, qui devront envelopper le malade depuis la partie médiane du dos jusqu'aux extrémités inférieures. — Bain alterné avec douche *ut suprà*, après leur application, et je continue la boisson à dose purgative.

Ce traitement énergique ravive les douleurs en ceinture qui occupent la région iléo-lombaire en s'irradiant dans les deux membres. Mais ces douleurs n'apparaissent que pendant les applications de boue et quelques heures après. Dans l'après-midi, elles cessent, mais la marche paraît plus pénible.

La santé générale ne paraît pas influencée par ce traitement, qui est bien supporté et suivi pendant un mois, en ayant le soin d'intercaler quelques jours de repos.

Pendant l'hiver qui suit cette saison balnéiare, le malade se sent bien mieux ; la marche est plus facile, le tremblement nerveux est plus long à se montrer ; aussi peut-il marcher plus longtemps, il se sent plus fort, plus solide, mais il ressent quelques douleurs le long de la colonne vertébrale. Les grandes fonctions s'exécutent mieux ; la constipation est vaincue. Il suit alors un traitement interne bromo-ioduré, et sur mon avis, partagé par mon Confrère le médecin traitant, il subit l'application d'un grand nombre de pointes de feu le long de la colonne vertébrale.

Il revient en juin 1884. L'amélioration constatée l'année dernière ne s'est pas démentie, et le traitement de l'hiver est venu la confirmer et même l'augmenter. Je constate que la marche est encore plus aisée, plus solide; le malade n'est plus obligé à prendre un puissant point d'appui ni de projeter en avant le côté du bassin correspondant au membre qu'il avance. Les symptômes locaux ont aussi bien diminué d'intensité, la vitalité est plus grande dans les deux membres; aussi ne sont-ils pas aussi susceptibles au froid et conservent-ils mieux leur température. La peau est plus colorée et les chairs paraissent plus résistantes. Le malade pouvant marcher plus facilement et par suite plus longtemps, les symptômes d'atrophie musculaire tendent à disparaître. Les grandes fonctions sont bonnes. La miction est moins pénible et le malade paraît plus maître de ses urines. — Je prescris donc encore : Application de boue minérale suivie d'un bain ou d'une douche générale et périnéale Boisson d'eau minérale à dose tonique, tous les matins, et à dose purgative pendant deux ou trois jours, distancés l'un de l'autre pendant son séjour auprès de la source.

Le traitement est suivi sans fatigue et avec un réel succès

pendant vingt-cinq jours. Le malade n'est plus revenu, mais il m'a écrit l'hiver suivant pour me dire que l'amélioration se maintenait, qu'il allait se soumettre à l'usage du bromure et de l'iodure de potassium, croyant toutefois inutile l'application de nouvelles pointes de feu.

XX.

Mal de Pott.

Mme P..., 33 ans, d'un petit village de l'Hérault, d'un tempérament lymphatique, a présenté à plusieurs reprises tous les attributs de la diathèse scrofuleuse pendant son enfance, et contre lesquels elle a toujours suivi un traitement spécifique. Il y a quelques années, elle ressentit, sans cause appréciable, une douleur très vive dans la région dorsale, en ceinture, qui devint fortement constrictive ; peu à peu elle s'irradia dans les deux membres inférieurs. En même temps, amaigrissement général et voussure de la colonne vertébrale. Bientôt apparut une gibbosité formée par la saillie des apophyses épineuses des deux ou trois premières vertèbres dorsales, qui précéda de peu de temps l'apparition d'un abcès par congestion dans la région inguinale droite. Survinrent alors des troubles de la sensibilité et de la motilité dans les deux membres inférieurs. La marche devint pénible et presque impossible.

Vient à l'hôpital de Balaruc le 15 mai 1880. Je constate affaiblissement général dans les deux membres pelviens, troubles de la sensibilité et de la motilité, caractérisés par l'immobilité absolue des orteils et des pieds, avec fourmillements dans les deux membres en général ; les genoux fléchissent sous le poids du corps ; sensibilité obtuse dans la région plantaire, susceptibilité plus grande au froid, etc. ; troubles dans la miction, constipation opiniâtre, gibbosité très apparente. En un mot, je constate les différents symptômes de compression de la moelle occasionnés par la déformation du canal médullaire par suite de la carie de l'arc antérieur des premières vertèbres dorsales. — Je prescris : Boisson à dose tonique et altérante; bains tempérés additionnés de 4 litres d'eau mère.

Sous l'influence de ce traitement, suivi pendant une dizaine de jours, la santé générale paraît meilleure ; l'appétit est bon, les fonctions digestives sont plus régulières. — J'ajoute l'application des boues minérales: la malade sera enveloppée d'un immense cataplasme de boue qui devra recouvrir la partie dorsale de la colonne, le bassin et les deux membres pelviens. Je continue en même temps l'usage des bains additionnés d'eau mère et la boisson à dose tonique et altérante tous les jours, et purgative si le besoin s'en fait sentir. J'engage en même temps la malade à rester allongée sur son lit dépourvu de coussin d'aucune sorte. Ce traitement complet est suivi pendant une vingtaine de jours, avec des jours de repos intercalés. Il est bien supporté. Cependant les douleurs en ceinture et dans les membres inférieurs sont plus vives après l'application des premières boues. Cette recrudescence ne m'a pas paru assez forte pour abandonner l'usage de ce moyen; j'en ai seulement interrompu l'application de temps en temps.

Elle revient en septembre de la même année. La santé générale est bien meilleure ; l'appétit est bon, les digestions normales. Quant à la marche, elle est tout aussi difficile ; je l'engage à ne pas essayer et de rester allongée sur son lit. — Je prescris le même traitement qu'à la saison dernière, qui est suivi sans rien présenter de saillant pendant vingt-cinq jours. En mai 1881, la malade revient dans un état de santé sensiblement amélioré. Elle peut marcher avec des béquilles. La sensibilité et la motilité sont revenues presque normales, il ne reste que de la faiblesse dans les deux membres pelviens. Je l'engage encore à ne pas abuser de la marche, et je prescris toujours le même traitement. J'ajoute cependant quelques douches en pluie sur le corps et en lance brisée sur les membres inférieurs, alternées avec les bains additionnés d'eau mère après les applications de boue. Ce traitement est ainsi suivi sans encombre pendant un mois, il est très bien supporté.

La malade revient dans le courant du mois d'août de la même année, et son état est encore bien amélioré ; elle peut marcher plus facilement sans trop de fatigue et sans réveiller aucune douleur. Elle suit le même traitement, qu'elle supporte très bien.

Elle revient encore en mai 1882 ; sa santé générale est parfaite. La gibbosité n'a pas augmenté ; bien plus, elle paraît moins saillante, grâce à l'embonpoint qu'a pris la malade. Elle marche avec une canne dans son appartement et avec deux dans la rue. — Je prescris le même traitement, tout en lui recommandant de ne point encore abuser de la marche.

Je la revois pendant l'automne de la même année et même pendant les deux saisons de l'année 1883, mais alors depuis déjà longtemps elle marche sans canne, vaque à ses occupations ménagères ; elle se sent bien plus solide, elle se trouverait guérie si ce n'était sa gibbosité. Je l'ai revue depuis lors, et je la considère comme guérie de tous les symptômes dus à la compression médullaire.

XXI.

Mal de Pott.

L..., jeune enfant de 8 ans, d'un tempérament lymphatique très prononcé ; santé générale assez bonne ; constitution frêle et délicate. Est portée à Balaruc en mai 1882 ; la malade ne marche pas, elle est traînée dans une petite voiture. Amaigrissement général très accusé ; gibbosité dorsale formée par la saillie des deux dernières vertèbres cervicales et des deux premières dorsales, qui a nécessité l'usage d'un corset. Phénomènes de compression médullaire caractérisés par des troubles de la sensibilité et de la motilité des deux membres inférieurs ; les chairs sont molles, flasques, décolorées, froides. Ces jambes sont en coton, me dit la mère. Atrophie musculaire, etc., etc.— Je prescris: Bain tempéré additionné de deux litres d'eau mère ; boisson d'eau minérale à dose tonique et altérante. Après quelques jours de ce traitement, application de boue minérale enveloppant la malade depuis la région cervico-dorsale de la colonne vertébrale jusqu'à l'extrémité des membres inférieurs.

Quelques douleurs en ceinture et même dans les deux membres pelviens se réveillent après l'application des premières boues, qui me forcent à interrompre leur usage pendant quelques jours, tout en continuant l'usage des bains et de la boisson. — Je les prescris de nouveau quand tout est rentré dans l'ordre, et le traitement est ainsi suivi pendant vingt jours, y compris les jours de repos.

La malade revient en septembre de la même année. La santé générale est bien meilleure.

La sensibilité est moins émoussée ; de légers mouvements apparaissent également dans les deux membres inférieurs ; l'appétit est bon, les digestions normales. L'amaigrissement général est bien moindre. Les douleurs ont complètement disparu. — Je prescris le même traitement, qui est bien supporté, grâce aux jours de repos intercalés. Il est suivi pendant une vingtaine de jours environ pendant le mois de séjour qu'on fait faire à la malade pour respirer l'air salé. Cette enfant m'est amenée de nouveau à Balaruc dans le courant du mois de mai 1883. Son état s'est sensiblement amélioré.

La santé générale est parfaite. L'enfant marche avec deux béquilles, la sensibilité et la motilité sont normales dans les deux membres, l'atrophie musculaire est moindre, il ne reste qu'une grande faiblesse. La gibbosité n'a point augmenté et la saillie est moins proéminente, grâce à l'embonpoint, au développement qu'a pris la malade. — Je prescris le même traitement, qui est suivi pendant quinze jours environ durant le mois que cette enfant reste à Balaruc; il est très bien supporté.

J'ai vu porter cette enfant à Balaruc encore pendant plusieurs saisons : je lui ai toujours fait suivre un traitement consistant en application de boue minérale, suivie ou d'un bain ou d'une douche générale en pluie et en lance brisée. Je lui ai toujours fait boire l'eau minérale à dose tonique et altérante. Chaque fois que je revoyais cette enfant après un laps de temps plus ou moins long, chaque fois je constatais un progrès nouveau. Aujourd'hui, cette intéressante malade marche sans se servir d'aucun appui, elle se développe, et serait guérie si ce n'était la gibbosité.

Je pourrais multiplier le nombre de ces observations, mais je craindrais de tomber dans des redites inutiles. J'ai choisi celles dans lesquelles l'action thérapeutique des boues minérales est la plus évidente. J'ai choisi les cas où il m'a été permis de constater les résultats après plusieurs saisons balnéaires et qui par la longueur même du traitement m'ont permis de bien étudier cette action, souvent si héroïque, et d'en bien apprécier les bons effets progressifs.

CONCLUSIONS.

I.

Les boues de Balaruc peuvent être considérées comme une eau chlorurée sodique fortement minéralisée, dont elles possèdent les vertus thérapeutiques fortement accusées. Elles peuvent être considérées, par leur immersion et leur imbibition constante par l'eau de la source, comme constituées par le dépôt des sels minéralisateurs de l'eau thermale qui s'est filtrée à travers leur masse.

II.

Elles ont une action locale superficielle : styptique et astringente, et comme conséquence elles sont fondantes et résolutives. Elles ont une action générale et profonde : stimulante et excitante, et comme conséquence elles sont toniques, reconstituantes.

III.

Leur usage est en général suivi d'excellents résultats lorsqu'il faut réveiller la vitalité d'un organe, résoudre un engorgement, tonifier la partie qui en a été le siège pendant longtemps.

www.ingramcontent.com/pod-product-compliance
Ingram Content Group UK Ltd.
Pitfield, Milton Keynes, MK11 3LW, UK
UKHW020341250726
13967UKWH00005B/2056

9 782012 879249